李鳳山師父

行者・醫者・俠之隱者

李鳳山師父，家中世代素有修道習武傳統，成長時期憑著一股行俠仗義的傻勁，頗多機緣巧遇，先後得到修道隱士、武學奇人傾囊相授，歷經嚴格考驗，使其所學得以貫串古今、融會貫通，進而洗鍊出自在融通、平易灑脫的當代修行典範。

1987年，李師父受邀參與國科會氣功科學化「生物能場」實驗，獲得突破性成果，使我國在氣功科學領域的研究上蜚聲國際。

水裡來，火裡去，人性環保的啓蒙師

李師父始終以「明白的師父」自勉，隨時面對大眾，隨地施行教化，孜孜不倦於「傳生活之道，授養生之業，解生命之惑」。1989年，爲鞏固一個適切的共修環境，成立「梅門一氣流行養生學苑」，教授傳統養生術、中華武術，以及中國一脈相傳的修身養性之道，使教有行止，學有依歸。並接受各界及媒體邀請，積極推廣「動靜並修，內外兼養」的修養法則，多年來，李師父爲內政部警政署、刑事局、經濟部、法務部調查局等機要政府單位邀請授課的養生氣功大師，其正派形象備受肯定。

以養生創造健康社會，以文化推動世界和平

近年來，李師父於養生武術領域之外，更致力於宣揚中華文化與藝術，不但每年定期舉辦大型功夫舞台劇，更率領子弟兵走訪海外，積極推動文化外交，在許多國際場合不斷呼籲以文化力量促進世界和平的理念及理想。其胸懷及作爲深獲各界認同與肯定，公元兩千年，榮獲「全球中華文化藝術薪傳獎」；2004年登上「世界武術名人堂」，獲頒「先鋒傳奇獎」，爲全球華人第一位榮獲此獎者。

李師父倡導健康、養生、和平，期盼各界人士共襄盛舉，齊心建設一個引導二十一世紀人類身心靈成長的《養生文化學府》，使人人從個人身心平衡的鍛鍊，達到促進世界平衡的大同理想！

李鳳山養生之道

李鳳山◎著

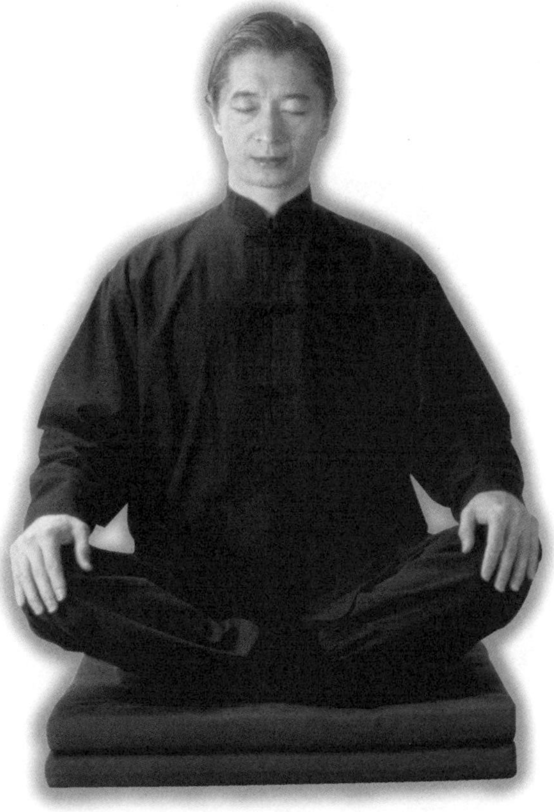

希望好功夫能提倡到每個角落去

李欽聃

我是全國藝術文化協會的顧問，耕墨軒的主人。就在千禧年春天，於新生畫廊展畫時，遇到一位真正一流的氣功大師，於是我們特別聘請李鳳山師父為本會的氣功顧問；我們年紀都很大了，他可以教我們氣功，使我們身體健康。

畫展開幕當時，我們正在揮毫，正好我在畫金龍的時候，宿疾犯了，手發抖而畫不下去，李師父主動走向前，幫我調整順氣一番，結果立即見效，馬上又可繼續畫畫。從此以後，我開始知道氣功的重要，每天練習李師父的甩手功。現在我的肩膀好多了，本來，右手只能碰到右耳，現在可以很高興的從腦後摸到左耳了。

我從小就喜歡練功，那時，不叫氣功，稱武功。但一直找不到好師父，也沒練出什麼名堂。練功最直接的就是對身體好，就一個是退休醫生的我來看，現在的時代，心理問題文明病，及各行各業的職業病，實在太多了，尤其年紀大的人都懶得動，愈不動愈是惡性循環。有位老朋友，我叫他練，他說：快死了還動什麼！這觀念多可怕，這些都是觀念問題。所以，自從碰到李師父後，我希望這些——梅門——好功夫能提倡到每個角落去，將這些人觀念改過來。現在氣功門派太多了，想要選擇一位好師父很不容易，真拜因緣際會所賜，希望大家多多口碑相傳，我常常告訴我的學生這個好事情。

如今得知，李師父即將出版《李鳳山養生之道》一書，在閱讀了大作之後，深深感受到在「養生篇」與「養性篇」中，李師父親身體悟、內外並修的豐富涵養，其中的養生功夫也是乾淨俐落、樸實內斂。相信此書必定讓大家獲益良多。

（本文作者為國內知名國畫大師、中國藝術協會顧問）

功夫越高者，慈悲心越強

陳履安

民國七十五年，我在國科會擔任主任委員時，對氣功有很大的好奇心。在孫春華居士的介紹下，我於七十七年認識李鳳山師父。我邀他到國科會跟大家講解氣功，同時也邀請十多位教授一起來研究練氣的心得。為了研究氣功對生物的影響，於是國科會長期請李師父展開一系列氣功實驗，證實氣功對生物和人真的有很大的影響。

記得在一次的氣功實驗中，李師父竟可以用意識，成功地做出「培養細胞」與「抑制細菌」的效果。當時我問他，為甚麼能在短短的時間，發放出「養氣」與「殺氣」。他告訴我說，只是把個人平生所學，靠兩種不同意念而產生了這樣的現象，我很感慨地說了一句話：「佛跟魔只在一念之間啊！」

而我本人也親身體會李師父「運氣」為大家療疾的功效，我二十多年的偏頭痛經過他的調治也達到非常好的效果。

李師父不僅功力深厚，更是一位有內涵的人，從這本《李鳳山養生之道》中，我深深地感受到：功夫越高者，慈悲心越強。李師父所強調的「練氣以助人」，跟我平日所言「關懷別人，幫助別人，此即菩提心」，實有異曲同工之妙！

書中一篇篇對氣功觀念的解析、在行住坐臥間處處無不提醒著大家，這也說明了李師父養生之道，實在是對現代修行有興趣的人，良加參閱的一本好書！

（本文作者爲前監察院長、國防部長）

本書是解決常見病苦的良方

崔玖

初識李鳳山師父，是在陽明大學接受國科會陳履安主委的徵召，想用科學儀器來衡量「氣」。當時最大的挑戰即是如何來將「氣」——這項時刻在千變萬化中人體的生命現象——做定性、定量的測試。

中外的學者欲測試人體的物理場時，都選擇以資深的氣功師父為合作對象，因為透過鍛鍊，他們都已將自身的生命信息放強放大，使目前尚不夠精密的測試儀器易於辨別。在十數位的合作大師中，我們與李師父合作的最多、也最久，主要源自於他嚴謹的生活步調及穩定的氣質表現，最容易配合得上一絲不能苟的科學實驗要求。

共同合作後，了解他的功夫及所有的言行表現，都與他自幼受到的嚴格訓練以及他自身的苦修苦練而得。可佩服的是，他愈歷練得多，知識層面愈廣，就愈謙虛愈想多學，從不自拘於門派或宗教，更可貴的是他對這些得來不易的功夫及人間至寶，從不吝於分享。

在本書中，李師父以人體身上最常發生的病苦所找到的良方，以簡潔的語氣，實用的圖示描述。內容包羅了中西醫學兩方的病理理論、治療說明及在生活方式上必須配合的營養及健康的生活習慣，然後針對這種特別的病痛設計出一套簡易的氣功。

本書分「養性篇」及「養身篇」，前者介紹了對氣功應有的正確認識，及修練者應有的基本條件，也回答了不少一般人想練功及練功時常見的問題，後者更討論了內功及外功的特點及功效，特別說明練功真正的目的及性命雙修的途徑，並對每人自身生活上的調節，與配偶間的共修及功法的互助，如何帶領孩子進入練功之門都有詳盡的解說。讀此書者，不僅能對「氣功」有了正確清楚的認識，更能容易地將這些功夫融入生活中，使自己及家人走上健康養生的大道。

（本文作者爲陽明大學傳統醫藥研究所創所所長）

開發身體的奧祕

李嗣涔

李鳳山師父所寫的《李鳳山養生之道》即將出版，並囑予為序。

這本書裡面包含「養性篇」及「養生篇」。每篇短文除了功法的介紹，還有功理的說明，深入淺出、以古喻今，非常簡潔易懂，也容易學習。相信讀者遵照書中要領按部就班地學習，一定很快會感受到練氣的好處。

我自己在十三年前接受李師父發放的外氣，短短的幾分鐘時間，就讓我「氣集丹田」，隨後的三天，「氣」在身體內竄行、不可遏止，三天後方慢慢消逝。這讓我體會到中國傳統「氣」的現象及外氣的威力。

接下來的幾年中，李師父在陽明大學及榮總所做的科學實驗，證實了外氣會對纖維細胞及濾過性病毒產生作用，更讓我大開眼界，讓我相信李師父所學及所教之氣功必有非等閒之處。

外界現在常以「現代黃飛鴻」來比喻李鳳山師父，以彰顯他武術之高強。我想他的內力及外氣可能是更珍貴的能力，我相信《李鳳山養生之道》必能打開您的眼界，開發出您身體的奧祕。

（本文作者現任國立台灣大學校長、亞太大學交流協會〔UMAP〕理事長）

一本改善身體、改變生命的天書

徐仁修

四十五歲對一個人有非常不同的意義，一方面因為人生閱歷的豐富、智慧的累積，使人承擔社會的責任愈來愈重，也愈來愈忙，以致沒有多少時間保養身體。另一方面，用了如此長久的身體也開始走下坡，而讓自己深深感覺到身體需要運動與保養。但如何在時間不變之下又可以達到養身保持體能呢？這困擾了我好久！

有一天，我在書店順手翻到一本與眾不同的養身保健書，書上的照片一下子就吸引我的注意，再看看幾頁內容，突然間覺得這正是可以解決我困擾的書，書名非常奇異，叫做《一氣流行》。

這本書用非常簡明易懂的文字，介紹引氣修身的方法，再配上作者親自示範的動作照片。於是我開始每天起床後照書練功，幾星期下來就有感應與成就，這也促成了我隨李鳳山師父養氣修身的緣份。我鄭重推薦給忙碌的都市人，李師父的《李鳳山養生之道》是一本改善身體、改變生命的天書。

（本文作者爲荒野保護協會理事長）

身心兼修，一生才不枉然

張淑娟

初次見到李鳳山師父，是因為「大生活家」節目採訪之原因。師父教了大家都會女子防身術，以提防社會治安之死角，可以自力救濟。

而再次見到師父，已隔一年。師父將他的氣功養生之道與「大生活家」的觀眾分享。

中國人說修身養性，而在師父身上一一印證，談吐文雅、天真自然，決不矯柔作做，並將他幾十年的功力毫不藏私地傳給每一位虛心向學的人。

在這腳步快速的工商業時代，有趣的是，每一個人或多或少都有腰酸背痛的毛病，甚至有人苦不堪言。

生命的長短，我們不能控制，但是生命的寬度與深度卻是我們自己該掌握的！

追求健康、擁有健康才是我們一生最大的財富。氣功養生得道無它，唯有恆心去實踐，但有了師父的帶領，相信你更可以身心兼修，享受喜悅平安的生命之旅！

別忘了，身心兼修，一生才不枉然。

（本文作者爲東森電視大生活家主持人）

自序

撰述「李鳳山養生祕笈」期間，深覺廣大讀者能與余同聲相應，同氣相求，至為欽慰，亦殊感動。猶憶余師，曩昔告誡：「吾不敢獨得，亦不敢普傳」之心境，以是於多年來對功法之闡述，靡不兢業將事。薪傳之際，謹慎斟酌，務求恪遵余師執兩用中之道，而期許於社會大眾，有所裨益。

宇宙之大道，實皆一氣流行，萬流歸海。吾人練氣，重在修持以恆，鍛鍊以勤。不拘門派，不分古今。純以平衡及整體之正確觀，引其殊途同歸。

余師暨眾師伯叔，目下或已雲遊他方，或已歸隱林野。然其豁達、開朗、誠摯之言教及身教，仍時時浮現余心，導余徐徐前行。

道之進程，無窮無盡。氣之流行，在心在形。吾人修為，實不可作寸步之退卻，尤不可有須臾之停頓。因此再述《李鳳山養生之道》，以期與同好共勉向前，一氣呵成，並盼時時不吝教正，是所禱幸！

目錄

【養生篇】

前言

在中國一脈相傳的道家中，述及「道自虛無生一炁，便從一炁產陰陽。」整個宇宙皆有氣，天地萬物所有有形的、無形的現象，皆在一定的軌道上運行，而不互相干擾。地球有大氣層，密而不洩，在大自然中隨著四時之循環、朝夕之起落，照著一定的規則運化，所有的生靈在大氣之擁抱下，得以生生不息，此謂一炁流行之理。

人也有氣，故五臟六腑各安其位、各展其能，使生命得以延續。而人練氣之目的，是使氣機運轉暢通，並藉著正確的呼吸及導引，與天地萬物之靈氣相通，而一炁流行，那麼人便能直接運用宇宙能量，因此身體強健、百病不侵，心智越益成熟穩定。

目前算命大行其道，連前美國總統雷根也熱中於占星學之研究，現代人缺乏自信及安全感可見一斑。

時代歲運之興衰及人們運氣之吉凶，無形間被天地之五運六氣所牽引，這是我們可以用陰陽五行八卦來推算命運的道理，但是運氣是否能改變，而越趨順遂，並不在於房宅的方位、名字的筆畫等枝微末節，而在於我們是否能轉換心境，把氣運順。

在這開春之際，我們先不要急著顧影自憐，為形體的衰老或年輕而傷感，而是把自己忘了，放棄強烈的主觀意識，虛懷若谷，為人處世不再以己利為基點，使自己的心境及行為從以往的窠臼慣性中跳脫出來。

身心的鍛鍊是最重要的，下定決心戒除惰性及習氣。早晨醒來，絕不賴床，不論多冷多累，棉被一掀便坐起來，閉目調息數分鐘，這是好的開始。每天規定自己練氣打坐，用正確的呼吸方式及意念的鍛鍊，由動導靜，由靜生動，交替運氣，把氣運暢、運通、調順、調勻，久而久之，身體自能柔韌強健。當身體好起來，會發現心性也能夠統一集中、堅決果斷，擇善固執而又能圓融通達。練氣並不是三兩天或一曝十寒就能立竿見影的。常有人問，練氣需不需要慧根，其實「慧根」就是「恆心」，而這種心用於任何事，沒有不成功的。常算命的人，越不知何去何從；能夠掌握自己行徑的人，就能掌握自己的命運。

養性篇

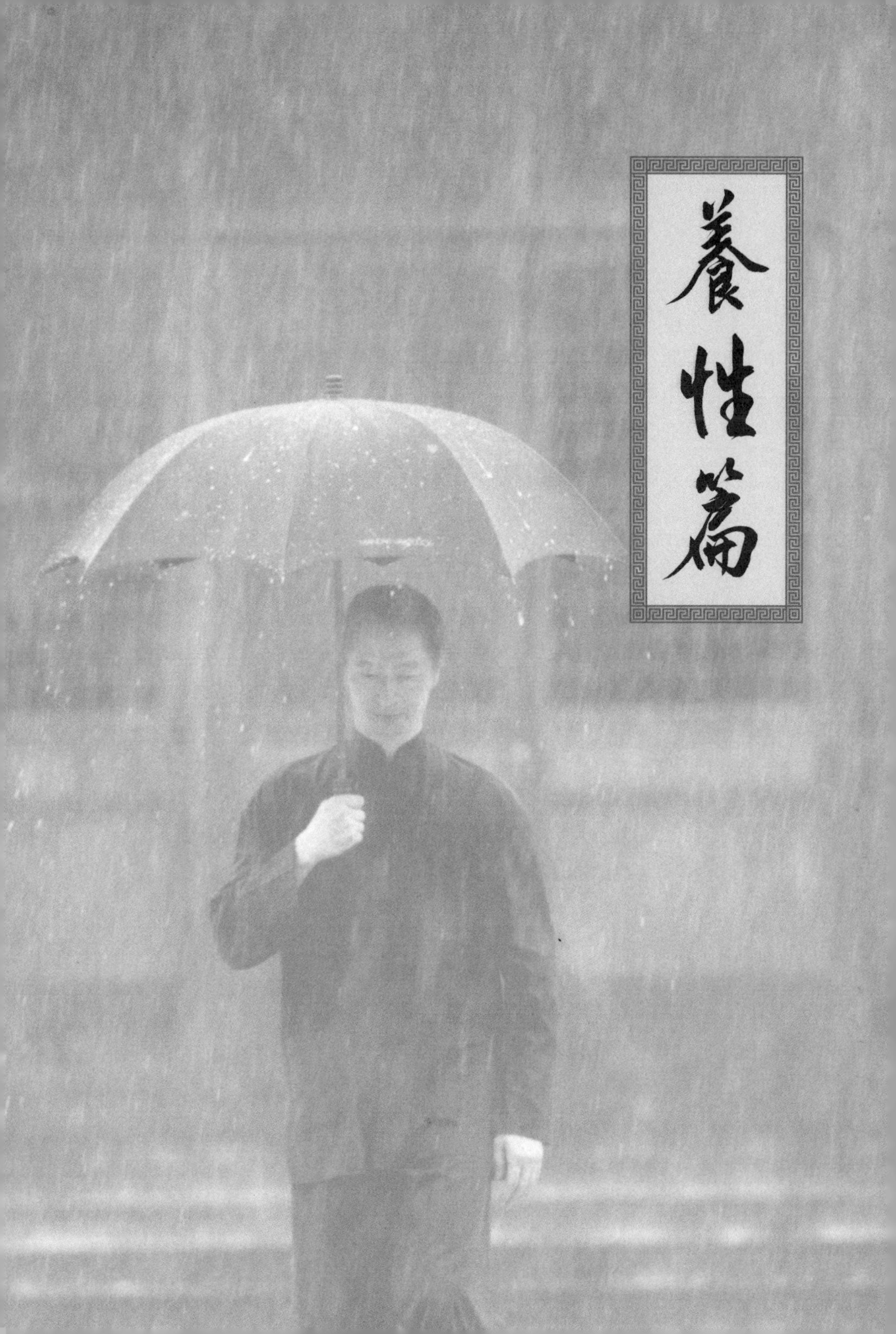

「明」師指點，一語道破

常聽到有人問我：「到底如何辨認真正對氣功有研究的老師？」坊間氣功廣告的紛雜，及一般人對氣功的一知半解，已使許多有心學習氣功的人裹足不前。

練氣功是一種修行的方式，能無師自通者，實在是微乎其微。此功法最講求的是口傳心授，而自己盲修瞎練，一不小心，就會走火入魔，所以一定要有明師指點。

所謂「明師」，不一定是「名師」。「明白」的老師，不一定有名氣，而有名氣並不一定代表真正明白。

什麼是「明白」呢？明白就是心念純淨清澈，有如明鏡止水，沒有邪念、沒有貪欲。明白學習氣功真正的目的，明白正確自我身心鍛鍊的方法，明白做人的道理、人生的目標，以及宇宙的真理。

辨認一位明白的氣功老師，我們可以從其流露出來的氣質來看。明白的氣功老師，必定和藹可親、慈眉善目、面色紅潤、說話不速不緩，穩定沈著；不誇張吹噓、不妖言惑眾、不隨便賣弄神通或特異功能；對人誠懇、教學謹慎、不濫收徒弟，也不輕傳秘法；不會因為學生之富貴貧賤而有分別，卻因學生學習氣功之出發點及目的不同而因材施教；回答學生問題，必能一語道破，不似是而非，故弄玄虛。一個有道行的氣功老師必定心地善良、不好名利、不與世爭，而熱心助人；身體靈活柔軟有如孩童，而且百病不生，並能知曉如何替人指點迷津、調治病氣。

「明」師難求，但如果找到一位好老師，則必須謙虛求教，並持之以恆。東走西遊的人是永遠學不到真功夫的。

法財侶地，得道多助

法財侶地是修行的四個條件，就好像生命需要陽光、空氣、水及食物等要素，才能滋長茁壯。

法，即方法、法門。芸芸眾生各有妙法，到底選擇哪種方法呢？所謂「法法可行無一法」，只要讓人進步都是好法。「術流動靜觀、敲打念唱禱」，目前均有人運用，法術、流派、動功、靜坐、觀想、禱告、敲打法器、念唱經咒等，皆是助我入定的工具，但不可永遠依賴工具。比方說，有些人敲木魚念經誦咒，心情才能平和，而一離開木魚，便心慌意亂。我目前教學生的動靜兼修法，等到能量增強到動靜皆無罣之程度，照樣也要放棄掉，要不斷隨著修行之境地轉換方法，才能有所進境。

財，是支持我們修行的資本，包括金錢、健康、好習慣、正確的人生觀及生存本領。

金錢乃財的基礎，有些人會迷惑，修行到底應不應該追求錢財，其實錢財只要夠用就好。財需取之有方，用之有道。隨時省察自己有沒有「貪念」是很重要的，不要假藉修行之名，用投機、不勞而獲之方法謀財。

其實，健康才是真正的財富之源，失去了健康，用再多的金錢也難買回。還有，許多人養尊處優，一旦處在荒山野地，可能不知所措。我們不要太仰賴科技文明，而必須訓練自己，在任何環境下都有辦法生存。再者，正確的人生觀，使我們積極進取不亂方寸；好的習慣能助道精進。

侶，就是伴侶，志同道合可以互助切磋學習、衛護輔助。遇惡，則不即不離，不需刻意接近，也不需畏懼遠離，應引以為借鏡，並默化之；能渡當渡，不能渡則待機隨緣。要能面對惡人及惡環境仍不感覺壓力，只有鍛鍊自己，使能量更加提昇，所謂「有容乃大」。須憐恤人性，而非一味排斥；有時跟「逆緣」為侶，反而是助援。

所謂修行伴侶，非專指善男信女，如山河大地、四時變化、一鳥一獸、一花一草，皆能得道多助，從中啓發。

地，所謂「人人有個靈山塔，只在靈山塔上修。」又謂：「山林靜處學道場，城中乃是修行鄉；性得厚時丹得厚，心寬始能見寬田。」人人內心都有塊淨地，我們不需身外求。行住坐臥，隨時隨地都是我們最好的修行場所，心性寬厚才能覓得真道。

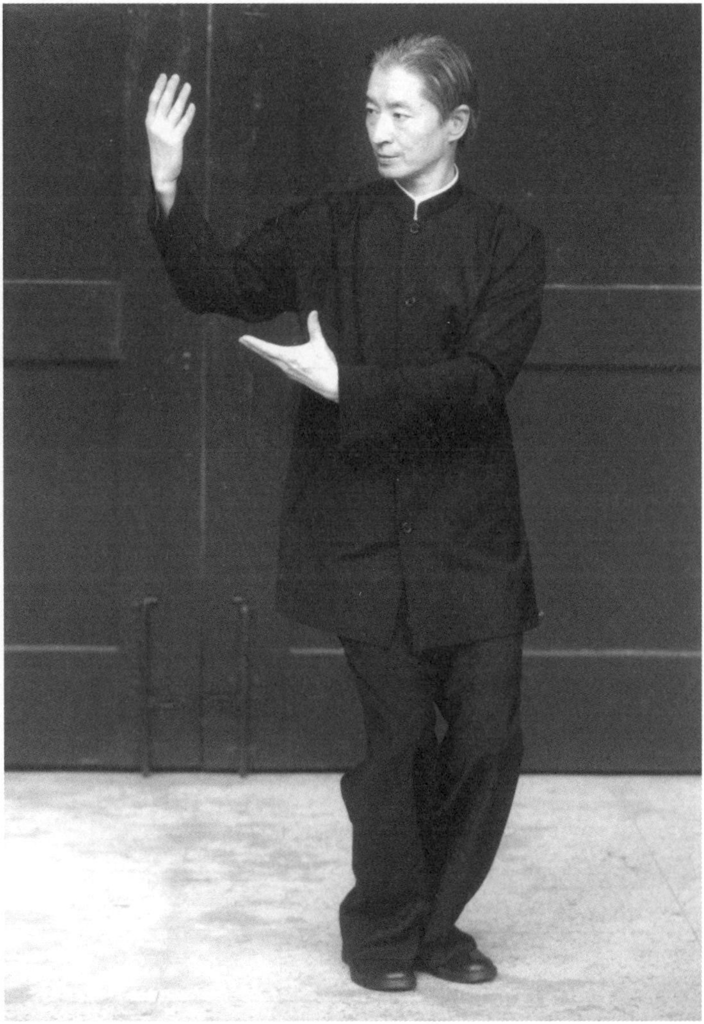

法财侣地，得道多助

「氣」的意義何在？

大陸氣功發展蓬勃，甚至引發全球之氣功熱，成為兩岸人民茶餘飯後津津樂道之事，好像終於找到一樣東西狠狠的為中國人出了一口氣。但是我們在沾沾自喜之際，不得不更加謹慎反躬自省，我們是否對老祖宗遺留下來的這塊智慧瑰寶有所回饋及貢獻。

到底「氣」的意義何在？是在耗盡心力彎曲一根金屬湯匙？或是用氣燒烤牛肉，卻被譏為玩電的遊戲？或是自瓶中移物——這在魔術手法中卻是輕而易舉之把戲。這些所謂的高人氣功發表，已經傳達了氣之真諦，抑或只是淪為特技表演呢？

氣是很抽象的，但又好像很實在，它已堂堂進入學術科學之領域，但在科技高度發展之今日，科學家雖給「氣」各種詮釋，卻始終還是說法不一。

我們可以說氣是一種意境，一種哲學，與生命是分不開的，它是人突破軀殼障礙，與宇宙萬物溝通的一把鑰匙；說實際點，就是修行的一種方便法門。古人說修行是「飢餐渴飲倦安眠」，也就是說我們無時無刻不在修行，而我們在行住坐臥當中，如果都能注意練氣，久而久之，身體成為自己真正的好朋友，人生成為快樂而健康的經驗。我們不再憤世嫉俗，不再消極逃避，取而代之的是積極進取、樂天助人。有一天，將會領悟到我即萬物，萬物即我，一炁流行的道理。

我們應了解老祖宗之美意，而不要再執著於表相之氣。

正心、得法，避免走火入魔

「走火入魔」使修行練氣增添了幾分神秘及詭異的色彩。其實為人處世只要一不小心，都有走火入魔之慮。廣義來說，「走火」為形體上之不適，如悶脹痠痛痲暈等現象，如果平時不注意保養鍛鍊身體，甚至抽菸、熬夜、吃喝嫖賭，就容易導致走火。「入魔」為精神上之偏差，感覺癡呆慌亂躁憂，或出現幻覺等，皆為入魔。尤有甚者，陷入「魔境」而不自覺，譬如起了貪念老嫌不足，怨恨而執陷於報復情結，或自以為有神通智慧到處誇耀驕傲於人等。

練氣先要正心，如果不注意修養心性，而老在方位時辰琢磨，或在筋骨皮肉、特異功能猛下功夫，則練出一身大脾氣或大邪氣，空有大力氣也是枉然。某些誦經念佛者，如果只在次數、大小聲斤斤計較，卻仍然自私自利，這些都是捨本逐末。

其次是方法的問題，凡是速成的、不莊嚴的，身心沒有長進的都不是好方法。比方說，在不了解經絡走向、身體未能鬆柔、精神未能定靜之前就開始以意導氣，或練自發動功，這是揠苗助長，十分危險。打坐時只求「境界」之變化，以為是成佛必經過程，而不在心性、氣機上鍛鍊，一味枯坐，那麼恐將陷入迷離幻境而無法自拔。

最後是行的功夫，功夫不是在嘴上或紙上比高下，而是必須身體力行真修實證的，只要少發一次脾氣，減損一分習性，也就增加了一分功力，這樣就不需要過分憂慮走火入魔的問題。

活子時，練功最佳時辰

常有人問，練氣需不需要講究時辰、季節及時令。

有些門派用陰陽之觀點，認為子午卯酉為練功最佳時辰。子午卯酉為四個對時，子為陰，午為陽，而卯為陽，酉為陰。而在子時當中，晚上十二時以前為陰，十二時以後為陽；午時，中午十二時以前為陽，十二時以後為陰；卯時，早上六時以前為陰，六時以後為陽；酉時，下午六時以前為陽，以後為陰，在子午卯酉行功，可陰陽合闔，但也有人反對此四時辰練功，認為其為四個變數，行功易出毛病。

也有「子後午前行」之說法，認為凌晨至中午為活氣，而中午以後為死氣。

有些人用氣行五臟六腑之時辰來配合練氣，如丑時，氣行至肝，此時練氣對肝特別有助益；而寅時，氣行至肺；未時，氣至小腸，依此類推。從前，少林寺七十二絕藝之一點穴法，也是根據此法而來。

也有用天干地支來配合練功的，如丁酉年生的人，心及腎先天較弱，而戊、癸年火特別旺，練功對心特別好，而丙、辛年水旺，則有利於腎。

還有用季節配合練氣的，如春天，木旺，練功能助肝，而夏季，火旺，則有利於心。

有人認為氣候轉換時，如由熱轉涼，晴轉陰，邪氣旺，不可行功，但也有人專找月黑風高、酷暑嚴冬時練功，而練得一身好功夫。

有一種「活子時」之說，認為陽盛之時為活子時，行功最佳，而陽盛之外相，男則為陽舉卻無慾念之時，女則為精神特別亢奮之時，認為是練精化氣最佳時候。在下倒認為，凡是有時間，想練、能練的時候，就是活子時。精神好、有體力、有時間則大練；精神不好、無空閒則小練。總之，沒事就練，此乃工業社會之「活子時」也。

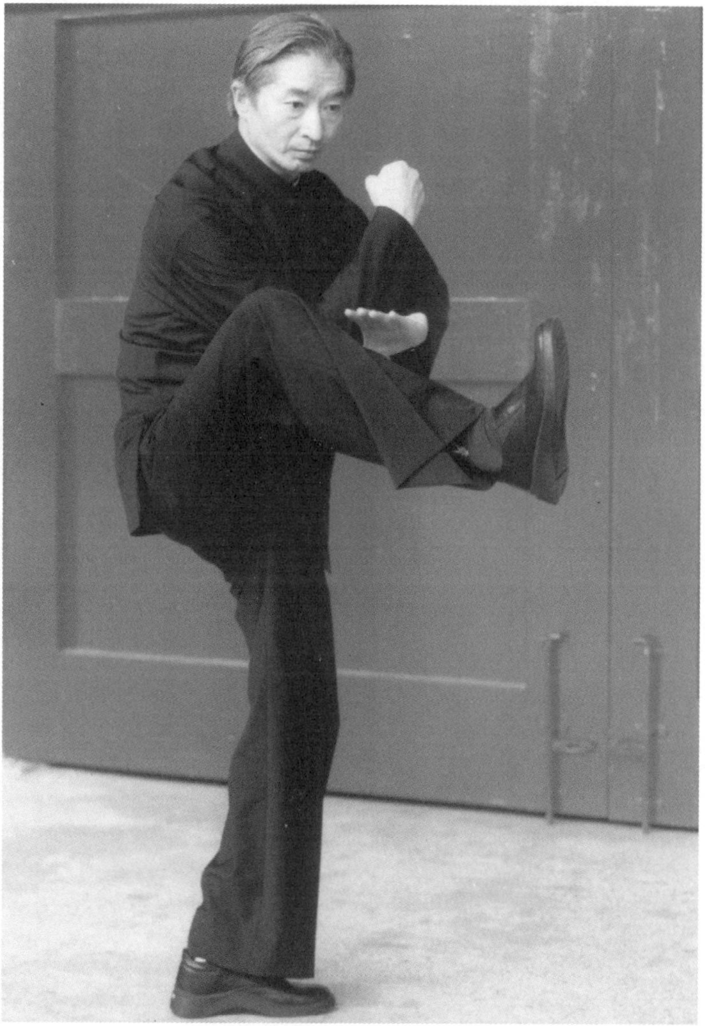

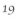

以意導氣，不要岔氣

我觀察到練氣練岔了氣，或練到氣機亂竄、大動不已的人，大多是嘗試「以意導氣」的學生。

事實上，中國道家之丹道派（又稱丹鼎派）有一支派，專門是用意識導引來練氣的；練得好，能練至無限。但目前為何有這麼多人練壞呢？主要原因有：

一、身體沒有「鬆柔」的訓練。我們的身體長期的不注意，早已百病叢生、氣脈阻塞，一開始就要靠意識導氣，就好像不會走就想學跑，是不可能的。

二、未「入定」即導氣。我們在未能「定靜」之前，身心狀況都不穩定；感知也十分粗淺，不能體會氣走經絡的感覺，結果未能導氣而只導「形」，身體產生了被暗示或催眠的慣性晃動，或氣動的錯覺，結果不是氣的作用，只是假想。

三、不了解經絡走向即導氣。經絡穴位並不是抽象的，而是有精確的解剖位置。比方說，督脈經過脊椎的部分是走骨髓，通過夾脊後，除了骨髓，還走皮下，且分三路上行，到了百會，走骨、皮下及腦微血管，至顏面，走骨骼及皮下，經過眼睛時，穿過瞳孔，且繞耳行走等。可見經絡是十分複雜精微的，如導氣不得要領，氣機便容易到處亂竄，而感到氣悶難受、或晃動不已。

四、缺乏明師指點。產生「走火」或氣動不止時，一定需要明白的老師糾正，否則一錯再錯，十分危險。

初學者不適合用意導氣，雖然此法很容易會有些氣感，但往往是錯覺，且易走火。我們應用「普照法」即「守竅、放鬆及調息」，配合肢體的鬆柔訓練及靜坐，氣機漸漸能不導而自導，直至通體舒暢。

瞎練自發功，抖出一身病

自發動功在道家是屬於自然門的一種功法。印度也有類似的修行方法，叫啓發運動，又稱為自性運動，或開拙火。此種功法是藉著身體自動自發之運作，把習性、愚昧、創傷、病態，甚至前世之業障引發出來，排除身心所累積的毒素以及汙染，而達到汰換氣血、脫胎換骨之功能。

在道家自然門中，自發動功的鍛鍊是非常嚴格而講究的，必須經過明白的老師，嚴格地觀察考驗弟子在身心修養上是否已有相當的基礎，再口傳心授，非入室弟子不傳。在印度也是一樣，弟子跟著師父，從打掃應對，待人處事學起，心性穩定，以及氣功鍛鍊到相當程度，師父才開始傳授這種功夫。而非像今日學功夫，快速通任督，立即自發動，甚至買本書回家，或道聽塗說，就可以大張旗鼓，盲修瞎練。難怪有人自發動了半天，反而抖出一身毛病。

自發動功必須先在修養上下功夫，心境已平和至空明，空即無雜念，明即明乎本心，能內不緣外，明明白白，萬事萬物能入而不住，過而不存，此時達到了「定」境，外物皆消失了，定到一個程度，內在的動便啓發了。

目前一般所謂自發動功，嚴格說起來叫誘發動功。弟子隨著師父話語的催眠，動作之暗示，氣之感傳，或本身的冥想，自我催眠，而產生的動態或幻覺。這種動不是來自本身的潛在能量，而是外在能量，都稱為誘發動。如果經過明師指點，經過鍛鍊，誘發動也可以轉換成自發動，但如果無人指點迷津，或練時心態走偏，則極易走火入魔，不可不慎。

素食，汰換氣血

有人問「人為何要素食？」事實上，素食乃天機也。素食配合練氣，才能汰換氣血，而脫胎換骨。

佛家以因果輪迴之觀點勸化世人食素。唐朝寒山大師看到村民娶妻宴客，歎云：「六道輪迴苦，孫兒娶祖母，牛羊席上坐，六親鍋內煮」，我們觀「肉」字，不就是人張著大口吃人嗎？人是高靈動物，應懂得尊重生命、追求和平，如果弱肉強食，與禽獸何異呢？

道家養生學認為果蔬穀豆收蓄清氣，吸取日月精華，食之氣機可保清新；而因植物味道淡泊，無肉之腥濁，能幫助清心寡欲；更認為食水族類傷精，食走獸類傷氣，食飛禽類傷神，則精氣神無法運化統一。

以現代醫學來看，動物在產生「死亡意識」時，內分泌急驟變化，此種恐懼、憤怒之化學產物大量積存於肉中。日後，也會影響食肉者之情緒。動物死後，屍體立刻自我分解，產生屍毒，食後在人體腸內仍然繼續發酵腐敗。肉類本身含膽固醇，會造成心臟血管病變，其代謝產物尿毒尿酸等沈澱在肌肉關節中，造成痛風、風溼等。而目前用人工飼養之牛豬雞，不是在暗無天日之環境了卻一生，就是打了一堆促進生長之針劑，這種有病有毒的肉，吃了不堪設想。

反觀植物，蘊含豐富之鐵、鈣、鉀，使血液呈弱鹼性，癌細胞不易生長；還有促進排泄之纖維質，防止身體老化；各種維生素，可促進發育；黃豆、胚芽及核果類一起食用，所有的胺基酸則不虞匱乏。我們觀察草食性動物，如牛、馬，哪一種不是力大體壯、耐力卓絕。

人類為了滿足口腹之慾，弄得一身疾病，似乎得不償失。

呼吸是風，心似海

呼吸對身心的影響，好像風與大地及海洋的關係。呼吸如果是平和均勻的，正如清風吹拂大地，萬物滋長，欣欣向榮，身體由於氣機的運行，能使脈絡暢通而越益健康。且風平必定浪靜，則能一帆風順，心性也能由於氣息的調整，而漸趨穩定，心思則更加細膩敏銳。反之，呼吸如果是粗淺急促，那麼好似颶風吹海面，翻起驚濤駭浪，恐將釀成災難，而人的身心也會由於氣機不順而面臨崩潰。

在西醫的說法，呼吸是無意識運動，人不需思考，已不知不覺地在進行呼吸。呼吸隨著身心之變化，時而急促，時而緩慢，而使全身機能的運作就像戰場一樣。在中國氣功學中，卻把呼吸由無意識引到意識作用，我們可用思想控制呼吸，進而主動地控制身心的發展。

什麼才是正確的呼吸方法？就是所謂的「調息綿綿，深入丹田」，呼吸先求緩和無聲，再進一步鍛鍊細長慢勻。平常人呼吸，每分鐘平均十八次，練功日久，可達每分鐘三至四次，甚至一、二次，但這是慢慢自然而然練出來的，不要一開始就盲目拉長呼吸或停止呼吸，反而容易造成缺氧氣悶。而鍛鍊深長呼吸的秘訣在於「氣沈丹田」，這是運用腹式呼吸之意。我們吸氣時，迫使橫隔膜下降，使腹部鼓脹，可吸進大量的氧，吐氣時，腹部收縮，可幫助更多廢氣吐出。

剛開始鍛鍊腹式呼吸，可平臥床上或坐椅子上彎腰，或以手輕放在小腹，感覺腹部隨吸吐而起伏，很快便可習以為常了。

文火武火，交替運作

在這競爭日烈的工業社會中，人們廢寢忘食地工作固然無可厚非，但我們觀察很多人在休閒時，跳舞、喝酒、打牌，通宵達旦；或者發洩似地做一些激烈運動，這些都是純屬「消耗性」的。不斷消耗的結果，恐將導致精涸氣竭、未老先衰，最後藉著藥物或醫療儀器苟延殘喘。

中國的大修行家非常聰明，他們養生的秘訣在於知曉如何運用呼吸的方法成為一種「存氣」、「養氣」功夫，而不做無謂的消耗。上回我們介紹過運用腹式呼吸的調息法，今天再介紹更講究細膩的「文火」及「武火」調息法。

「文火」調息，是指習慣成自然的腹式呼吸法，是無意識作用的。又稱為「童息」，小孩呼吸時，腹部會均勻的起伏，身體柔軟靈活、精力旺盛，但長大後，呼吸越來越短淺，最後三寸氣短，一不小心便上氣不接下氣。而「文火」調息講究的是「慢工出細活」，「慢」才能引氣入靜，我們的智慧也才能由此茁壯。

「武火」調息，是指配合意識作用的腹式呼吸，吸氣時，凸下腹提肛，吐氣時，凹下腹，肛門放鬆，全身也跟著放鬆。在環境惡劣時，奔波勞碌、疲憊不堪，或面對壓力，緊張恐懼，運用武火調適，才不至於因缺氧而造成生理機能的傷害，更可幫助穩定情緒及放鬆身心。張三豐祖師在雪地中打坐，鼾聲如雷，即用武火調息。等到身心不再受內外境之侵擾再改用文火調息。

剛開始練氣功，若刻意用意識導氣，反而容易造成誤導。其實只要我們在日常生活的呼吸中，活用文武火交替運作，日久氣機自然能打通個個穴位暢流全身，達到練氣養生的目的。

放鬆身心

現代人常覺得頸脖僵硬、氣悶不順、失眠多夢，或老鎖著眉頭、焦慮煩躁，以至於產生腸胃潰瘍、內分泌失調等病變，這些都是因為長期緊張、無法放鬆，而累積出來的毛病。

「鬆」是虛而不實，寬而不急，非鬆垮或鬆散。

放鬆的方法很多，我們可用瑜伽、體操、自我按摩、散步或拍擊等方式幫助放鬆，而在中國氣功裡面，放鬆功是最基本的功法之一，要使氣血通暢、百病不侵，身體及心境都要懂得如何放鬆。

我們可用想像力來導引進入放鬆的境界，比如想像自己是個嬰兒，覺得全身十分柔軟，安安靜靜、細細綿綿的呼吸。然後開始進行局部放鬆，從頭、臉、兩肩、兩手、頸、背、臀部，然後胸、腹、小腹、大腿、小腿、腳等，一部分一部分的放鬆，並默念「鬆」字，最後感覺從頭到腳、由裡至外，完全的放鬆了。此時覺得空空蕩蕩，輕柔寂靜，心情穩定，同時也感到天真單純多了。

我們可先用幾分鐘的時間訓練自己放鬆，熟練後，在生活當中，無論行住坐臥都能夠隨時注意放鬆。譬如搭公車、看電視、辦公等都可隨意放鬆身心，無形中，我們等於得到了不斷的休息。另外，眼睛常閉、時常微笑，也可以增進放鬆效果。而早上起床或工作告一段落時伸伸懶腰，都可幫助身心放鬆。如此長時間下來，您必定會體驗到，工作效率提高，精神體力恢復力強，身心康泰之良好效果。

即時放下、心事放下

眾人都知道放鬆的重要性，但我們由街上來往人們臉上不安的神色及深鎖的眉頭，可以發現大多數的人們仍然不清楚該如何放鬆。

放鬆最重要的就是領略到「即時放下」的藝術，也就是從「心事放下」做起。參一句話頭：「隨他去」，佛家更認為世間一切人事，皆是「因緣」聚散無常的變化，所謂苦樂、成敗、順逆等境遇，都是如夢如幻的暫時現象，既非「永恆」，亦非「究竟」，既然如此，又何必拚命貪戀於一時。把心事放下，手邊的工作暫時擱下，出去看場電影、散步、打球、郊遊，或者是練氣、靜坐，都是放鬆自己的方法。

西藏有一種「攤屍冥想法」，躺在床上，想像自己從懸崖跳下，掉至萬丈深谷，粉身碎骨，每一節骨頭，每一寸臟腑，甚至每一個細胞，都化為齏粉。這種冥想法，放鬆效果非常好，但勿輕試，否則一不小心，魂魄離開軀體，永不回頭。

我們可以躺在床上，把四肢攤開，眼睛睜大，手腳用力伸直，吸氣；然後呼氣，全身放鬆，眼睛閉上。依個人體力，反覆做五至十次左右。然後閉上眼睛，靜躺在床上，用腹式呼吸慢慢調息，想像自己像是一滴水珠落入大海，全身溶入大海之中，不斷地擴散，與大海溶為一體，鬆到最後，甚至體悟到「空」的境界，這時候會發現一股能量源源流入而本體的容量也無限擴大，最後能夠容納所有的壓力而不致面臨崩潰。

累了就休息一會兒，再繼續工作，工作還繼續著放鬆的心境，做到鬆緊自如、動靜合一，那麼我們的心才能夠不再矛盾，也才能得到真正的自由及解脫。

用善念練氣，用愛心療疾

練氣的目的如果只是為了身心健康及智慧的提昇，那麼可以肯定地說：「練不成」，就好像修行只為自我解脫，那也是修不成的。因為仍執著在「自我」當中，很難真正解脫。練氣如果是為了強壯「自己」成為幫助別人更有利的工具，抱著這種「善念」，才能真正把自己忘記，而真正放鬆地面對強大的壓力及考驗，這樣身心才能真正強壯起來。耶穌、釋迦牟尼及許多聖賢能夠忍一般人所不能忍，甚至犧牲自己也不覺其苦，是因為他們發出了大慈大悲之願力。唯有如此，才能產生高次元的能量。

人有良知還不夠，我們雖知「道」，卻仍困頓於「貪嗔癡」這些人性的枷鎖，解脫的方法，唯有發出更大的能量去關懷別人，才能從慾海中超拔出來。

我曾經讀到一則新聞，一位溜冰選手，為了提倡世界和平而溜冰環繞世界。當時，我立刻有個感應，他一定做得到。而我們練氣何不同樣也把心念轉到全世界、全人類呢？

想要藉著「看書」開悟也很困難，很多有學問的人仍然一身疾病或煩惱。一個鑽牛角尖的讀書人，還不如一個樂天知命的販夫走卒。善念、善知識及善法要靠實踐的功夫，落實於生活才有意義。

現在就開始規律自己的生活、勤練功夫、用愛心去感覺這個世界，不再亂丟紙屑，不再違反交通規則，工廠注意廢水處理，商人只賺應得的利潤，醫師發揮更大的同情心，官員更體恤民間疾苦等。當我們用愛心治療社會大眾的病痛時，將會發現自己身心的疾病也逐漸好轉了。

修行先從助人開始

有些人急切地希望提昇智慧，尋求解脫，於是不斷在自己身上苦心經營，練氣、念經、打坐、吃素，而忽略周圍人事，總是說：「等我有錢、有時間、有能力，或有智慧，再來幫助別人。」結果一等等了一輩子，永遠等不到助人的時機，仍然陷於自戀與自責之矛盾當中無法超越，然後就感歎道：「人生好苦」。

我們何不暫時把自己及自己的苦擱在一邊，先幫助別人，解決別人的苦，使我們感受到的苦是釋尊眼見世人輪迴於生老病死當中之無助而發出的悲憫情懷，而不是庸人自擾或無病呻吟的苦。

幫助別人不需捨近求遠，就從周圍的人開始。

有人教我們如何說：「不」，結果更形成現代人之間的孤離，我們應更積極學習說「是」或「好」，拋掉功利的層面，心甘情願、滿心喜悅地關心、幫助別人。一個祝福的心念、原諒錯誤的胸襟、對弱者的同情，或是給予家人朋友一句鼓勵的話語或者生活上的方便，都比捐錢給廟宇教堂只求自己得福報，或持咒拜神只求自己發財更為可貴。

在我們幫助別人的同時，對方就像一面鏡子也幫助我們更清楚地看到自己的善惡美醜，發現到真實的自我，就在此時，我們見到了智慧的曙光。

糊塗一點吧！

武俠小說中有一種類型，主角本是一個糊里糊塗的大菜鳥，在一次機緣中得到遁世奇人的一夜真傳，而一躍成為天下第一高手。大部分的人都不會注意到傻人有傻福的箇中三昧，卻只對主角的速成功夫羨慕不已，這種投機心態就是為何有人對於「在短時間內打通任督二脈或獲得某種特異功能」之廣告趨之若鶩的道理，這也是目前炒股票、賭六合彩或房地產仲介公司大行其道的原因。

練功需要的是一股傻勁，所謂「難得糊塗」，自以為聰明的人太多，糊塗點反而難能可貴，許多聰明人都巴望著用最少之代價換取最多之成果，殊不知時光就在老謀深算中悄然流逝，最後只落個老大徒傷悲。

有一位徒弟拜師學藝，他問師父：「如果我努力學習，要多久學成？」師父回答：「十年。」他一聽大驚，就說：「我家有老母需要奉養，敢問師父，如果我不辭勞苦，最短時間多久可以學成？」師父回答：「七十年。」可見急功好利反而欲速則不達。當年禪宗二祖慧可本來就是一位睿智賢達之士，為了求法於達摩，不惜斷臂，又在其師左右執役服勤四十年之久，才展開弘法工作。他是真糊塗還是假糊塗，以我們自視絕頂聰明之心境來探討，恐怕要弄得糊里糊塗。

莊子說過一個故事，從前，宇宙中央之帝王，名叫渾沌。一天，南海之帝儵，北海之帝忽到渾沌之地，渾沌熱誠招待，他們為了報德，就為無七竅之渾沌，每天鑿一竅，第七天，渾沌卻死了。渾沌看不見聽不見，糊里糊塗反而活得好好的，當其純樸自然的本性受到小聰明之破壞，反而招致死亡。

「糊塗」就是宅心仁厚，不計較、算計得失，以平常心處於順逆之境，默默耕耘，那麼累積的能量，將不可思議，所謂「糊塗自有糊塗福，道在糊塗心裡住」。在我們還未達到佛家說的「空性」、道家的「無為」之前，先訓練自己糊塗一點吧！

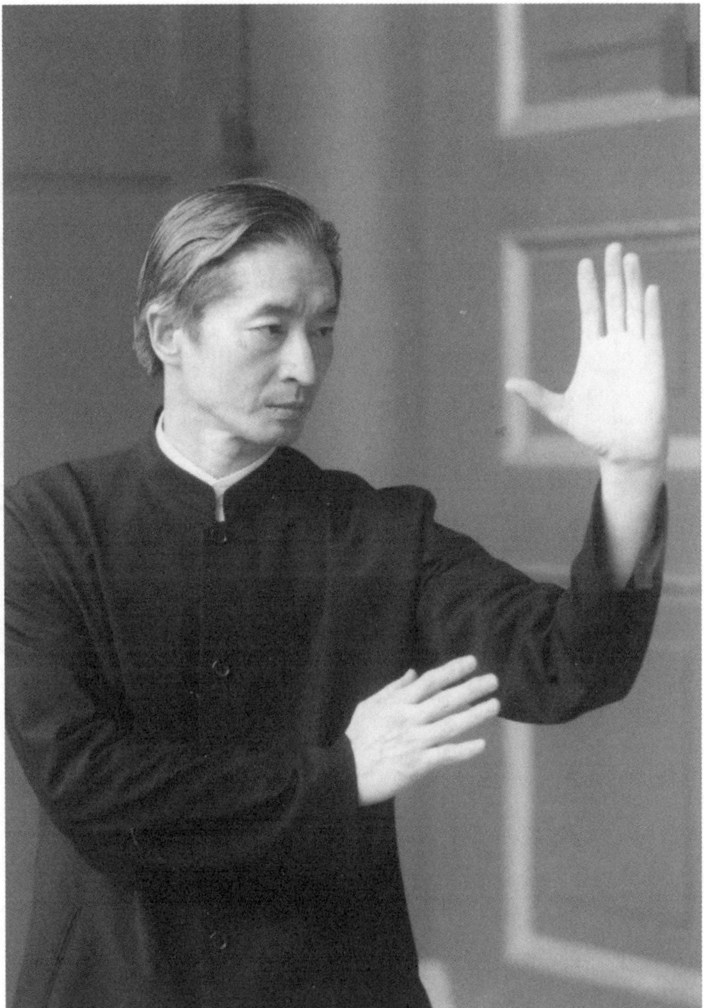

煉丹術，身心修養之術

我們常在一些丹書上看到鉛汞、鼎爐、溫養、結胎等隱喻，使「煉丹術」成為玄之又玄的「密術」，不明就裡的人以為鉛汞等金屬真可煉出「不死金丹」，食後可長生不老。古時候，真有方士致力於煉金丹之研究，冀求金丹供帝王服用，而帝王服食這些含劇毒之金屬後，卻往往一命嗚呼。也有用鉛汞譬喻陰陽而引申出「房中術」、「御女採戰術」等旁門歪道，這些都不是我們所要追求的。

其實所謂鉛汞、鼎爐都是修行當中的方法及過程，鉛汞為藥材。鉛，乃指金及水，也就是肺及腎，亦屬陰；汞是指木及火，也就是肝及心，是屬陽；而土是脾胃，是中性的，在中醫的理論，五臟與五行息息相關，且有相生相剋的關係。如果有一臟腑不健康，就會影響到其他器官，如土生金，所以脾胃不好的人，肺氣也常不足，易患感冒或氣喘、支氣管炎等病症。

五臟與精神也是有關係的，中國養生學中，把精神體又細分為意、魄、精、魂、神，而以「意」為中心，所謂「脾藏意，肺藏魄、腎藏精，肝藏魂，心藏神」，常胡思亂想者，「意」不能集中，通常脾胃也不健康；而「真土擒真鉛，真鉛制真汞，鉛汞歸真土，身心寂不動」，亦即是能夠一心不亂者，即真土（真意），則魄力能夠凝集，精力不外洩，魂能守舍，而神不外馳，因此而身心統一。

煉丹術，其實就是修養身心之術，所謂採藥、溫養、結胎等都是向內求，有以精神魂魄意為藥材者，也有以心肝脾肺腎為藥材者，總之各家門派，皆是以身心平衡為基點，而身心一旦統一，即稱之為性（心）命（身）雙圓。性命雙了，則離道不遠矣！

動靜兼修，身心平衡

曾經有一位漫畫家畫未來地球人，四肢短小瘦弱，頂著特大的腦袋，裝著一個聰慧的腦子，認為是科技邁越進化的結果。軀體孱虛似乎是文明進步必須付出的代價。但是果真能換得卓絕的心智發育嗎？卻值得懷疑。

我們觀察古代真正得道的人，都是身心均衡發展的，所謂視身體如臭皮囊，並不是不理會身體，而是修行到某一階段，精神力提昇，自然擺脫肉身的束縛。高人坐化或圓寂時，都是自覺或自主的。

身心平衡，必須從「動靜兼修」入門。

無論是練功夫、運動工作、思考，都是處於動態，我們必須在行動中能收斂心神，耐著性子、穩定情緒、調整氣機、放鬆身心，持續不斷地默默耕耘，有一個開放的人生觀，卻又懂得約束自己，做到「從心所欲而不踰矩」，乃是真動。

「靜」並不是停止不動了，枯坐、紙上論禪都無法真正「定靜」，更遑論智慧的提昇了。靜就是心靜，也就是去妄想、斷煩惱。「空」、「無」並不是零或頑空，而是無我、無欲，無分別心、對立心，而有與萬物合而為一的大我，有為眾生服務的大心。「修行」就是持恆活動我們的肢體，修正我們的行為，提昇我們的心境使我們的行動能與宇宙脈動一轍，而合乎大道，此時的靜乃動中之靜，即是真靜，已然達到「動靜合一」之境界了。

內外兼養，更上層樓

有人問我「太極拳是不是氣功」，或「拳術與氣功有什麼關係」。事實上凡是與「氣」有關的功夫，都可稱為「氣功」。

氣功可分為外功及內功。外功即動功，凡是有形的、有肢體動作的，皆稱外功。而外功可分為硬功及軟功，硬功是訓練受擊力及打擊力，如鐵布衫、鐵板蹻等；軟功又稱幼功，可以訓練身體之韌性及柔軟度，如導引術及關節操等。而拳術是講究軟硬兼施、剛柔並濟的。外功也有養生術、強身術及拳術之分，養生術又稱導引術，如五禽戲、吐納法、甩手功等，目的是使身體健康。而強身術，如八段錦、達摩易筋經等，其非拳術，但配合氣及肢體的運作，可以增加功力，並使氣脈通暢而達到強身之目的。

拳術是講究遇敵或野獸時，防禦自衛的功法，如少林拳、八卦掌、五形拳、太極拳等，拳術不但蘊涵陰陽虛實之變化，也有運氣的方法，如「吐氣開聲」，打拳時發出「哼」、「哈」或李小龍式的怪吼，都是一種運氣方式，可使身體在應敵時不易受傷，並可壯大自己聲勢，擾亂敵人情緒。還有一開始的「兩手抱腰」及結束時的收功，都是一種運氣、鼓勁之方式。中國拳與西方拳最大之不同，在於「氣」的配合，可達到最大的防禦效果，並有袪病延年之作用。

內功就是靜功，是靜止的，如靜坐、靜臥及靜立等，丹鼎派之以意領氣及禪坐等都屬於內功，可使精神集中、身心平衡。

我的師父告訴我「不練內功，外功就容易練老」，無法更上層樓；而同樣的，內功如果沒有外功之基礎，氣脈不易打通，而且容易走火入魔。所以練氣要練至高深的境界，應該

「內外兼修」。我常鼓勵練氣的學生，不妨也學學太極拳或少林拳等拳術，可收相得益彰、事半功倍之效。

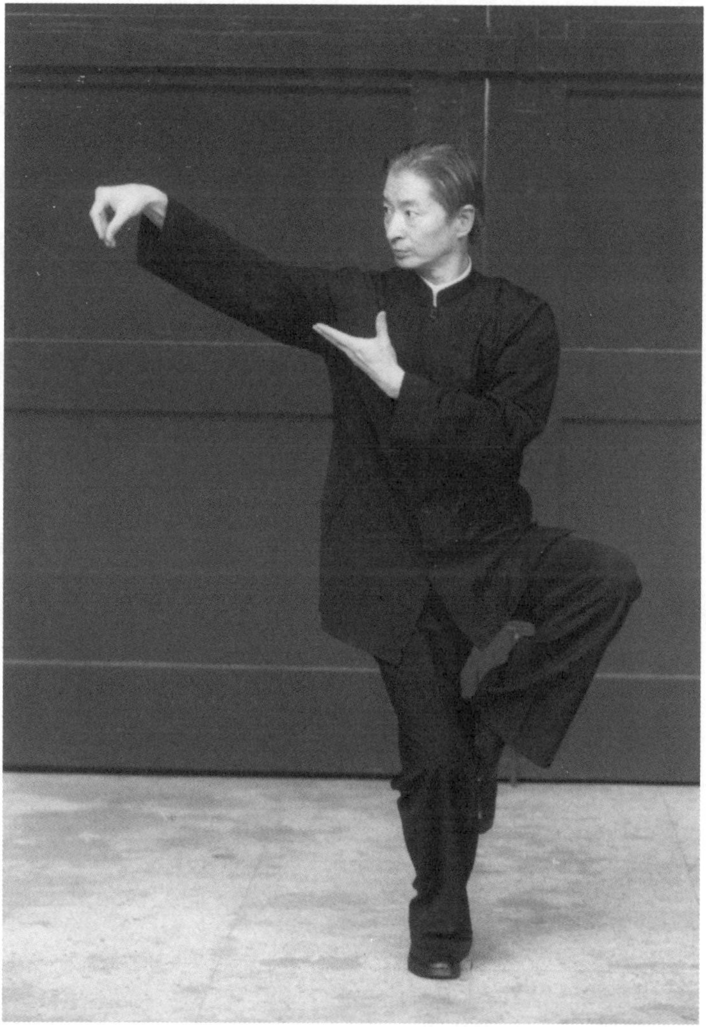

自然而然，能夠超然

今天要談的是「自然」，我們在身心修為的鍛鍊上，最講究的就是自然。

老子曰：「天地之所以能長且久者，以其不自生，故能長生。」「不自生」就是自然之妙竅。任何事，汲汲營營，勉強得之，終究不能長久；巧智謀算，反而傷身損性。若能因任自然，師法自然，不練而自練，不導而自導，不守而自守，不運而自運，自由自在，天長地久，因此能不通而自通矣！

鬆，要自然的鬆，所謂「沈肩垂肘，含胸拔背」是放鬆後的感覺和自然現象。真正放鬆時，脊椎直立，肩肘自然下垂，胸微微放下內含，而背似乎被提起，這些是指肌肉緊張度及氣機之變化，外表甚至看不出來（非刻意駝背、窩胸）。

「垂簾露二分光」，是指閉目放鬆時，眼皮自然鬆開，露出一絲光線，並非刻意半撐著眼皮來達到放鬆的標準姿式。

不論是逆呼吸（胸式呼吸）、順呼吸（腹式呼吸）或停息，都稱為自然呼吸。靜止時用順呼吸，使氣深入丹田；做導引動作時，我們順著動作之運作變化，做順或逆呼吸；動作及呼吸均勻緩慢，一直到動作停止，甚至漸漸停息，而進入混混沌沌無何有之鄉，這些也都是自然發生的。

在意念上，不論守竅守虛，要做到若有意、似無意，所謂「如雞抱卵，如女子懷胎」，小心翼翼，又怕壓著、又怕碰著，有道是「功不能老，老則退；火不能烈，烈則無候」，用心守則著想，無意求則頑空，既不能執著於「有」也不能執著於「空」，來留去送，毫不勉強。果真自然而然，久之便能超然。

虛領頂勁，修行的訣竅

「虛領頂勁」乃練氣行功時姿勢與心境的配合，也是修行的訣竅。

「虛」指身心皆虛。心中保持空明、虛懷若谷，不執著於眼耳鼻舌身意六識粗淺的判斷，放棄主觀意識，才能圓融靈敏，培養出直覺。

「虛」也指身體鬆柔，內心先鬆柔，自然能使身體放鬆柔軟，氣血才能暢流，行動才能進退得宜、收放自如。

「領」有統領及主動的意思。身心鬆柔，卻不是軟弱或退讓；鬆能沈，柔則韌，鬆沈能產生力量，蓄勁待發；柔韌不易折損，能逢凶化吉。懂得鬆柔的人，能以退為進，反而掌握先機。

「領」也可解釋為頸脖，虛領則指鬆弛頸部筋肌；時時舒活頸脖，可帶動全身的放鬆，也能使氣血上行至頭部，而感神清氣爽。

「頂」是不偏不倚。內心擺正，心正能定；地藏王菩薩說過：「若能真定，能消一切業。」「定」能臨危不亂，無畏無懼。

心正而能行正，身形姿式也要端正，動時不丟不頂，心靜時四平八穩。

「勁」與力不同，力是死的，勁是活的；勁能生巧，練氣行功用的是巧勁，而非拙力。

另一解釋，頂為頭頂，頂勁則為頭頂懸也，頭永遠保持自然垂直，如秤垂懸於中心，有提綱契領之效，頭正則能牽引背脊成直線。

頂勁也可指凝神專注，古人認為神凝則氣聚，神散則氣消。我們練氣，精神需內守，又不可死守，守「玄關一竅」，就好像點燈照明一樣，心眼就打開了，這般火候全憑個人之鍛鍊及心領神會。

目下國內時勢紛擾，政壇人士言行詭戾乖違，社稷不祥，莫此為甚。當政者如能頓然澈悟「虛領頂勁」之理，並立付踐行，或可上化下習，終致安和政局。

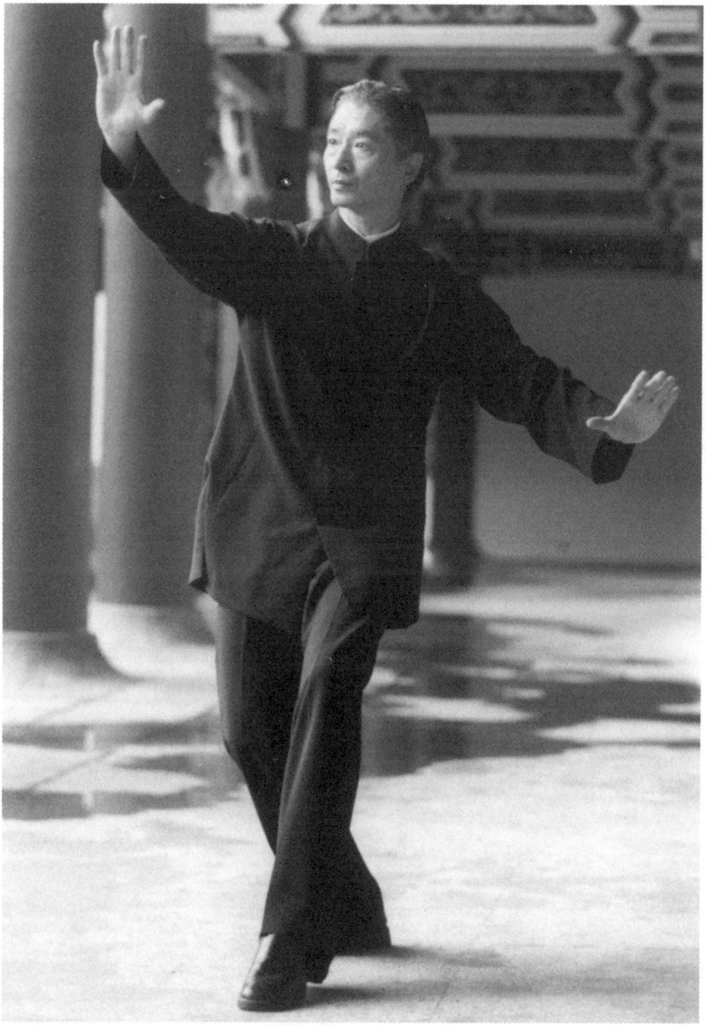

神凝氣聚，神散氣消

中國傳統修行方式，講求的是精氣神，而「神」居領導地位。所謂「聚精在於養氣，養氣在於存神，神之於氣，猶母之於子也，神凝則氣聚，神散則氣消。」

人有五神，即行神、語神、立神、坐神、視神。我們觀神，便知此人身心狀況及命運盛衰。比方說，行神以不疾不緩、穩重沈著為佳。龍行虎步，必有大將之風；行如馬奔必勞碌；行如雀躍易貧賤；行如流水多順利；行動拖泥帶水、腳跟不離地者，做事丟三落四；女人行如鶴，命運順遂，個性溫馴善良；武林中人行如風，必定是功夫高手。

語神，聲如宏鐘者，多為身強體壯、叱吒風雲之士；說話斷續無尾音，為元氣不足，多半命促；語無倫次者，胸無成竹；言語尖酸刻薄，心胸狹窄，不耐久朋；低聲下氣，必有求於人；而趾高氣昂，終有敗破之一日。

立神，「立如松」，不偏不倚，為頂天立地之好漢；立如三折，此人身體欠佳，命途多舛；見物就靠，多半靠不住；而立如鐵塔，此人牢靠，值得信賴。

坐神，坐如虎蹲，心境寬廣雄厚；坐如鐘鼎，穩重厚實；一坐便臥，身體衰弱；坐姿雖怪但不失瀟灑自在，多為奇才異士。

視神，看人頭抬眼下，驕傲自恃；而低頭眼上視人，若非自卑，必定心機極深；斜視者心術不正，眼光閃爍非偷盜，即六神無主；兩眼正視，必為坦蕩之人。

此外，有人看似有神，實際無神，此乃強打精神，為自找苦吃，自尋末路；看似無神，實際無神，可能有病或過勞，需養神，經調養可得神；看似有神，實際有神，此乃耗神，謹防神失氣散，導致無神。看似無神，實際有神，乃守神也，能延長性命。

我們平時練氣靜坐，事實上就是在「養神」，精神不濟時，細細體會「眼閉身心放調」，如此神不外失，心不外逸，六塵不為外物所動，就會覺得心定神靜，生體機能恢復快速。

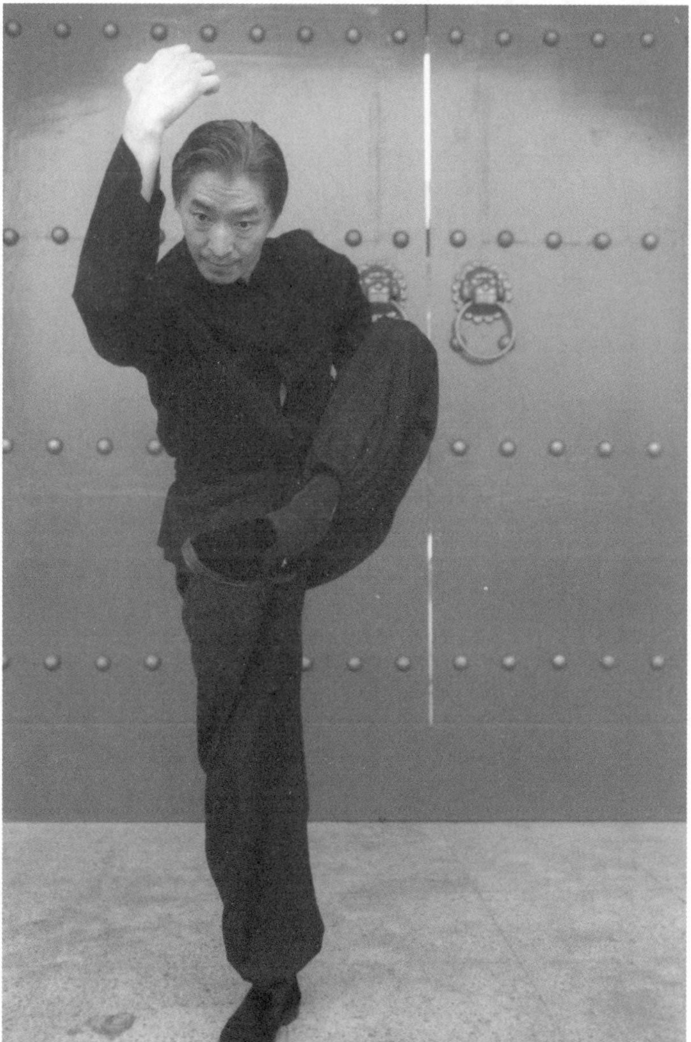

神凝氣聚，神散氣消

搭橋，生津通氣

唾液在道家被稱為玉泉、靈液、神水等，視其為極珍貴之物，認為是身體精氣之凝聚，有潤輔五臟六腑之機能。練氣得法，唾液便如活水泉源，味道甘甜，在道家修練，認為是心火下照，腎水上升，此時慢慢用心嚥下，則心腎相交，水火濟濟，為合養本源，鞏固丹基之道，可不老還元。但如果不得要領，則會感覺口乾舌躁，心焦如焚。

在西醫的研究，唾液有澱粉酶，我們吃東西，必須細嚼慢嚥，嚼得越久，唾液也分泌得越多，則越能幫助消化吸收。唾液分泌多的人，口腔內細菌減少，可防止蛀牙。唾液中含酵素，塗抹蚊蟲咬處，可消腫止痛。還有唾液中有腮腺激素，可防止老化，這與道家之說不謀而合。

衰老或身體孱弱的人，唾液腺萎縮，唾液減少，粘稠苦濁，而身體好的人則反之，所以唾液質量可視為健康指標。

平時用腹式呼吸，少説話，可以保元氣，以説話為業者，如老師、推銷員等，必須大量喝溫開水，以補腎水之不足。口乾時，嘴輕輕閉著，舌頭在嘴內慢慢上下四方的攪動，唾液就會很快溢出，在口中漱三十六次，然後分三口用心嚥下，送至丹田，早晚各作三回。平時，舌即輕輕頂在上顎靠近上牙齦處，道家稱之為「搭橋」，其連接任督二脈，有生津通氣之效用。

用心練氣，生老病死皆喜悅

練氣最講究的是三調，即調身、調息及調心。調身及調息已不斷強調過，調身就是調整身體的姿勢及健康狀況，姿勢需保持中正，卻仍能時時放鬆，並藉著各種導引術及肢體活動使身體柔軟、經脈才易暢通。調息便是運用腹式呼吸，使其調至細長慢勻，用祥和之氣化解暴戾。

今天最主要談談如何調心，調心即「用心練氣」，是修行最關鍵的一環。所謂「一切唯心造」，我們往往費了九牛二虎之力試圖改變環境，卻徒勞無功，何不反躬自省，調整自己的心態，建立積極的、健康開朗的人生觀來造就環境。

佛家認為生老病死皆是苦，其實苦樂、順逆皆在一念之間，我們何不拋棄偏執的心，而以正確的念來面對世間一切苦，使生老病死皆在喜悅之中流轉。生是生生不息，永遠以感激的心來讚美我們的生，由於生，我們能親身體驗一切感知，並得到自我提昇的機會。老，是老練成熟，是歲月經驗的結晶，我們要追求的就是老，而不是怕老，但老而無知，實為可悲。病，是與生俱來的疾病、習氣及磨難，也是所謂「業障」，因為有病的考驗，我們才能更堅定、更成熟。而死是「心死」，心死就是「看開」、「看破」，唯有如此，才能「清淨寂滅」、「真空無為」。

以大慈大悲、樂天助人的願力取代關愛自己的心，我們才能真正心死，而得到全然的解脫。最後，我以我的座右銘與各位共勉：生生不息求進，老練成熟為準，病態習氣全改，死心抱定修行。

自在無罣，可以抗癌

許多癌症患者，不是被癌細胞打敗的，而是被恐懼吞噬的。

得到癌症的人，最需要的是心理建設。曾有一位與癌症搏鬥了十年的患者告訴我，她終於想通了，生命好像是一趟公車旅程，你上了公車，中途陸續有人上車、下車，也有輪到自己下車的時候。

所謂「人之生，氣之聚也，聚則為生，散則為死。」個體與宇宙萬物本是一氣的，死亡只是氣散，並非消失、終止。莊子說過：「死也生之始。」死亡乃是另一種形式之存在，也是另一段生命的開始。死亡不可怕，而要在意的是，你在這段人生旅程當中，盡力了沒有，是否盡力使自己活得舒坦，也使周圍的人愉快。

癌症最忌諱的就是病急亂投醫，服用藥物或進行化學治療都要謹慎。我看過一些有關大陸郭林新氣功治癌之病歷報告，其患者，大部分到最後都捨棄了服藥，而完全以氣來調理身體，有些人每天練四至六個小時，過兩三年多能起死回生，據說病癒者，三十年來多達數萬人。

以吾所感，練功不在於功法之種類，不論是五禽戲、太極拳，還是郭林新氣功等，只要得其要領，擇其一而練至出神入化，則病症自能化解。

癌細胞是厭氧性的，吸氣能吸收大量氧氣，抑制癌細胞之生長，並能強化免疫系統。

食物的選擇也是改變體質的方法之一，多食富含纖維素、葉綠素及維生素A、B、C、E之食物，而素食可防止血液酸化。

有些人一旦病入膏肓，才開始注意鍛鍊保養身體，並且對世事能看破、看開，我們何不現在就把自己當成癌症患者，珍惜一分一秒，一點一滴，改掉壞習慣、壞脾氣，不再多愁善感，或斤斤計較，而自在無罣的活著呢？

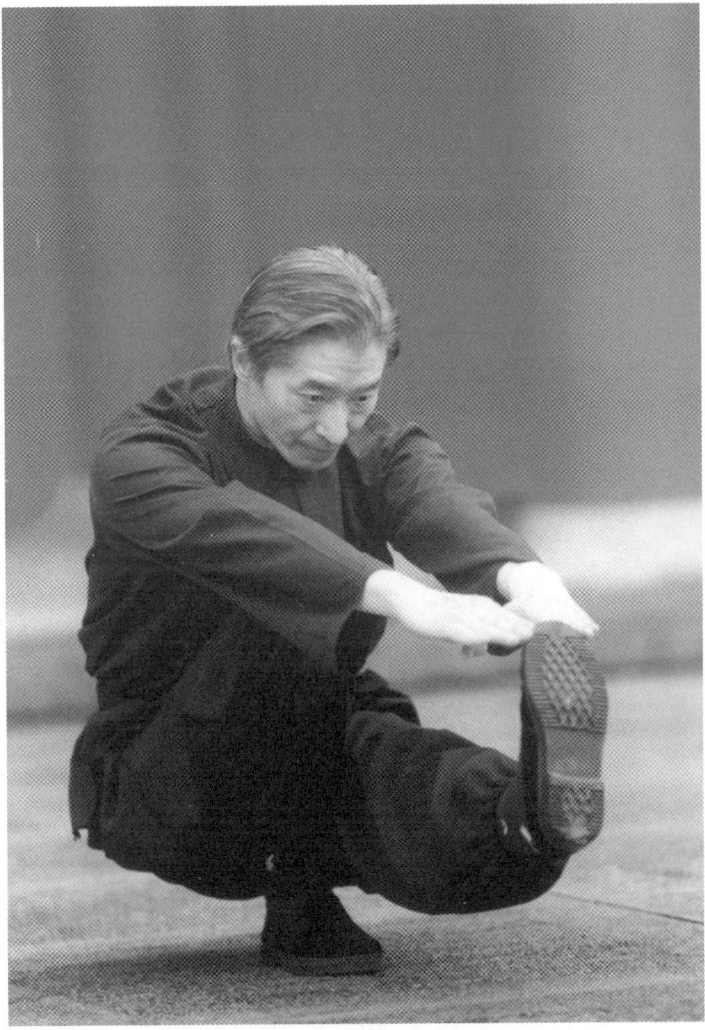

自在無罣，可以抗癌

讓孩子接受武學洗禮

有一次，我看到小徒弟的數學考卷，居然考得欠佳，他才小學一年級，我問他：「你的數學怎麼考不好呢？」他居然回答：「我不在乎！」我豎起大拇指，對他說：「好！有氣魄！但是，你如果能考得好，就可以更不在乎了，是不是？」後來，這孩子在輕鬆的學習情緒下，數學成績是越來越進步了。

現在的人覺得壓力大，有一部分原因是父母及社會硬塞給他們的包袱。許多父母用單一的道德標準及價值觀，教孩子應該如何如何。小時候，只要書念不好，好像整個前途都無望了。長大後，錢賺不多，就是庸才，能力沒有別人強，就沒臉活下去了，於是許多人從小就在強大的壓力下喘息著，甚至為了與社會妥協而失去了尊嚴。

當我看到有些父母在炎炎烈日下，陪著子女參加大考小考的殷殷切望，及對成敗的患得患失，我對人性感到無限同情。望子成龍，本是天下父母心，對子女嚴格要求，也是無可厚非，但是做父母的，怎忍心讓孩子也跟自己一樣，永遠纏繞著無法解脫的人性苦劫呢？

古人笑傲江湖、視名利如浮雲的瀟灑自在，或是行俠仗義、遊戲人間的豪邁之氣，在今日功利的社會，似乎已蕩然無存。有些父母不是要求子女在課餘惡補功課，就是不知所以然地參加各種時髦才藝班，因而忽略孩子們的身心及性向發展。

觀古人塑像，孔子腰裡佩把劍，關公手中一卷書，中國的聖賢多是講究文武雙全的。我受過中國道統及武學洗禮，明白唯有強健的身心，才能化解所有的壓力。因此，不妨讓孩子接觸中國武藝，像少林拳、八卦掌等，學習中國傳統武學精神，培養堅強的毅力、穩定的心境，以及收放自如的開闊胸懷。

女人修行得天獨厚

從古至今，得道的高人，男人多於女人，原因為何？是女人資質較差，還是如一門派所言，身為女人，是前世少修五百年之故？其實，我的師父曾說：「女人修行得天獨厚，因為女人柔軟。」但女人得道者少，原因值得探討。

女人天生力氣較小、體力較差。我非常鼓勵女性同胞學氣功，甚至練功夫，把身體練強壯，身手練靈活。女人在傳統上，地位低於男人，最主要的原因，就是吃了先天體弱的虧，雖然現在已是文明社會，不再靠比力氣論社會地位，但是社會暴力事件卻仍會發生在頭腦聰慧的女性身上。

先天體弱使女人變得較神經質。我們觀察動物，小型狗一有風吹草動，便犬吠不已、緊張萬狀；而大型狗，穩如泰山，遇事總是胸有成竹，不畏不懼。女人如果身體夠壯，本身的肚量及膽識也會增加，就不會成為窮操心、瞎操勞、嘮嘮叨叨的三姑六婆，或動不動使出，一哭二鬧三上吊之下策。

缺乏獨立性，也是女人之弱點，小時候依賴父母，結婚後依賴丈夫、兒女，未婚成年女子，總是急切的想找長期飯票，好像自己一個人就不夠「完整」。難怪也只好從父、從夫、從子，永遠被牽著鼻子走。其實，古時候女人修行得道者，不乏其例，如宋朝有一女，姓青陽，名白玉，七歲坐禪能入定，十一歲便不顧家人逼婚，毅然出家，最後終於道果圓成。還有孫不二，是馬丹陽之妻，她為了求道，斷然自毀容貌，擺脫女兒形象，後來練就一身功夫，夫妻二人雙雙得道。

女人應把自己當成「人」，而非「女人」，好好鍛鍊身心，做個陰陽俱足的強者。女人在身心未臻成熟壯實之前，不但修行之道遙不可及，連爭個「男女平等」，恐怕也將淪為空談。

八面玲瓏卻無心

俗語說「人生如戲」，生活中的悲歡離合雖是無常，卻冥冥中安排好的，而喜怒哀樂之情節，往往是自己自編、自導、自演；今天我們只是在扮演一個「自己」的角色而已。

生命是虛幻的，今天的榮華富貴，或窮困潦倒皆非永恆，我們不需太入戲而忘記「真正的我」——即本我；執著於現在的情境，或成為虛無主義之信徒都是走極端的。

所謂「處處不實，處處在」，雖是戲曲，仍要認真演出，卻又能拔脫出來，當一名觀眾，冷靜客觀地觀賞自己的戲劇。如果今天的角色是一家之主，應扛起責任，卻不為蠅頭小利逼得焦頭爛額。如果演一位母親理當相夫教子，卻不因瞎操勞而失去自我。如果是一個學生，便趁著年少充實生命、享受青春，不為功名利祿，迷失在千百條方程式及考試題目之中。

我們應用「八面玲瓏卻無心」之態度面對人生，自己就像一面鏡子，觀照外境、觀照自我。印在鏡中的只是外界形形色色的投影，對「本我」沒有絲毫影響，我們不需在乎別人的反應及自己的得失，去做該做及能做的。

隨時省察自己，「這個看不開的人是誰」、「這個亂發脾氣的人是誰」，曲子有終了的時候，作夢也有夢醒的時候，但不要陷於迷夢中而忘了我是誰。

我們在人生的舞台賣力演出，都是為了在面臨落幕的時刻，能用平靜安和的心迎接下一場戲的開始，而「本我」就在一場又一場的演練之中，更加成熟圓滿。

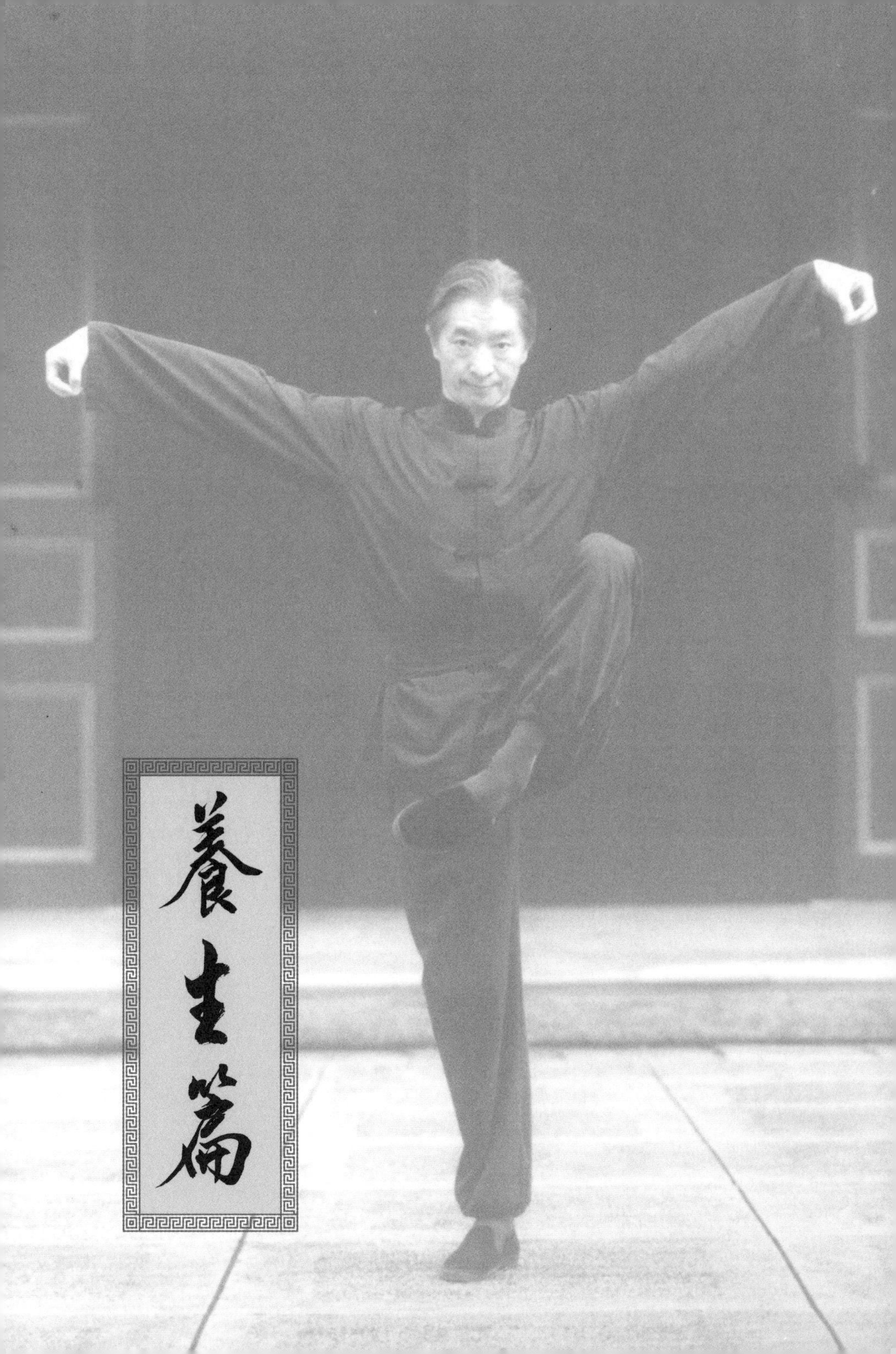

養生篇

都市的有氧運動——吐納

台北近郊的遊覽名勝或公園綠地，到處都有渴望接近大自然的朋友，為的是尋求一塊「透透氣」的空間，而強氧機的發明及氧氣罐頭的問世，更可證明都市人對新鮮空氣的迫切需要。

事實上，不論在任何烏煙瘴氣的環境中，只要運用「吐納法」，即可吸入大量氧氣，而把臟腑及肌肉之殘餘廢氣一吐而盡，使身體不致累積疲勞及酸痛。「吐納」，即吐故納新、汰蕪存菁之意。練習此法並不一定要在山林之中，可說是最適合都市人之「有氧運動」。

行吐納法，由鼻吸氣，而從「口」吐氣，並且盡量自然綿密、深長細勻。最佳練習時辰是清晨起床及臨睡前，一次練五分鐘即可。練功時，心裡想：吸入天地清新之氣，而體內之病氣、火氣、濁氣，及心中之悶氣、脾氣等，都從每一個毛孔吐出去了。身體突然感到不適，或四周空氣特別汙濁時，隨時隨地可練習。如果是實病，如長腫瘤、胸腹脹氣、高血壓等，則吐多納少，即加強吐氣；而虛病如過度勞累、營養不良、貧血等，納多吐少，即加強吸氣。另外，每次做完吐納，需要慢慢調息，即運用腹式呼吸數分鐘，此時用「鼻」吸吐空氣，以補充瀉掉之元氣，及調養體內之氣息。

「吐納」功法介紹：

1.以鼻吸氣，兩手掌向上由胸前至頭頂、頭上仰，如圖一、二。

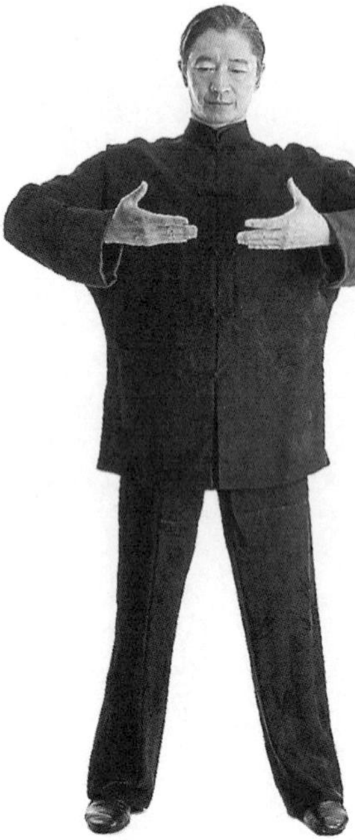
【圖一】

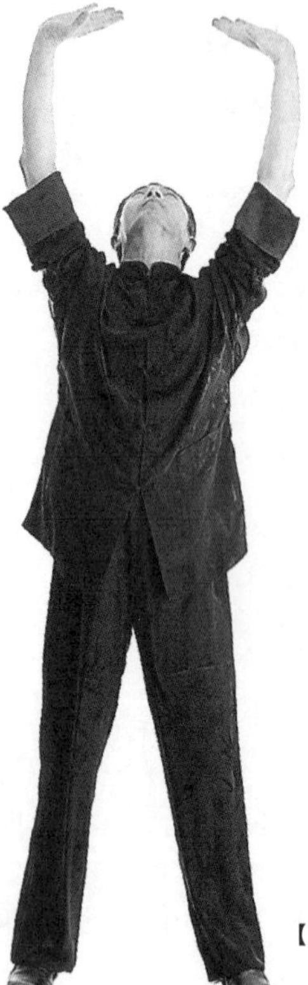
【圖二】

2.以口吐氣，兩手向兩旁劃開慢慢放下，如圖三、四。

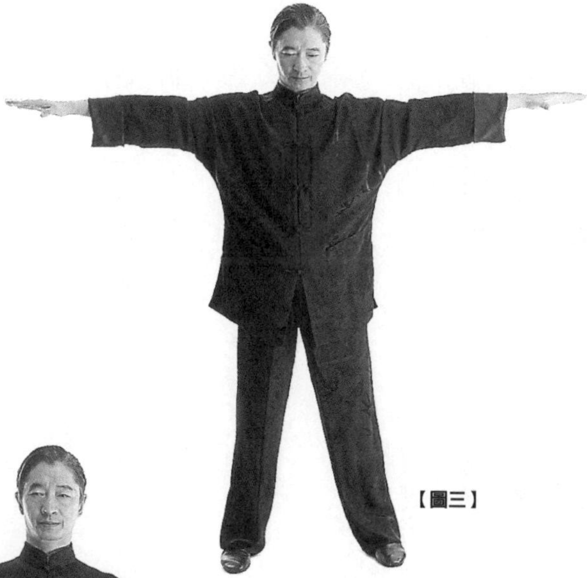

【圖三】

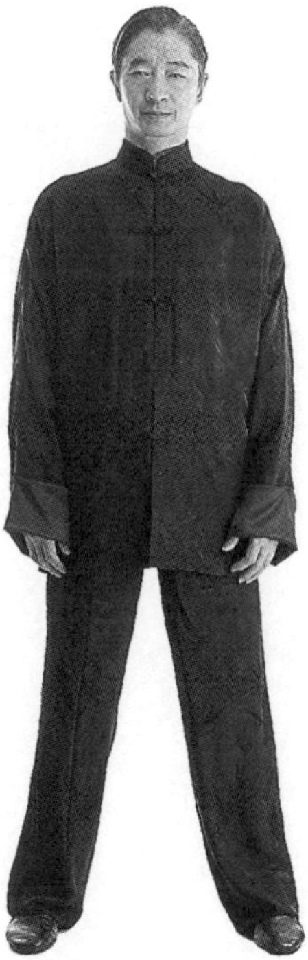

【圖四】

莫哀聲歎氣，需「打氣」

有些人遇到一點小挫折，便怨天尤人，哀聲歎氣。古人說：「悲則氣消，恐則氣下。」心情不好時，氣血是往下行的，所以常覺得腦部缺氧，頭昏目眩，此時再不斷地歎氣，則將會元氣大傷，情緒更加惡劣，志氣也逐漸消沈，更遑論思考解決問題之方法。

在中國養生學中，以口呼吸是大忌。如果由於劇烈運動而開口呼吸，則不但不會有運動效果，反而覺得口乾舌燥、四肢無力。運動員換氣，寧可張開鼻孔，使呼吸量加大，千萬不要開口，否則只會消耗更多元氣，而越益疲累。運動時如配合呼吸，能使體能發揮極致，目前大陸訓練運動員即配合古法，成就令人刮目相看。

憂傷或煩悶時，我們需要的不是歎氣，而是「打氣」。現在介紹一個自我打氣之功法，這也是古法中的「住氣」，即用呼吸及導引之作用，把天地靈氣注入丹田（小腹）、存之養之，可增補元氣、收斂心神，而使精神振作，心情開朗。這也是收功的方法，行吐納、六字訣等氣功，或打完拳，可用「住氣」收功。

「住氣」功法介紹：

1. 以鼻吸氣，雙手由兩旁舉至頭頂，合掌成一個金字塔形，抬頭。如圖一、二。

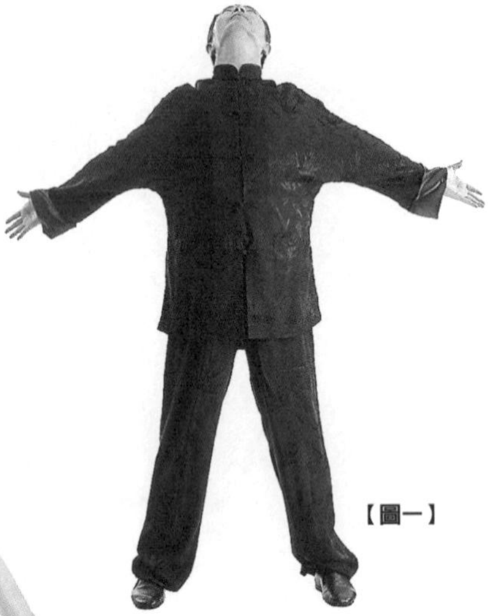

【圖一】

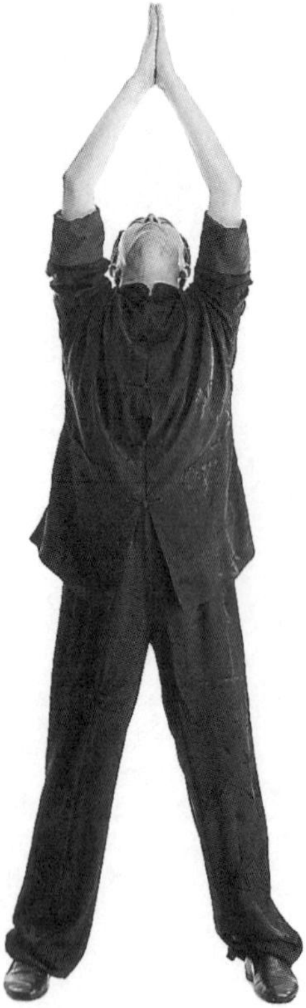

【圖二】

2.再以鼻徐徐吐氣，雙手由胸前向下至小腹，頭擺平，兩手輕放在小腹，如圖三、四。用腹式呼吸調息。

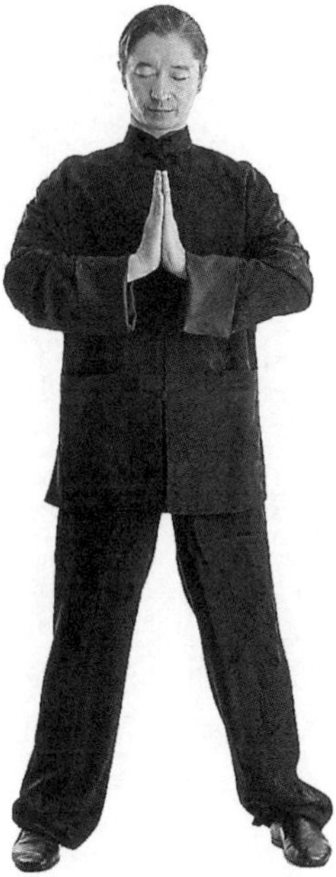

【圖三】

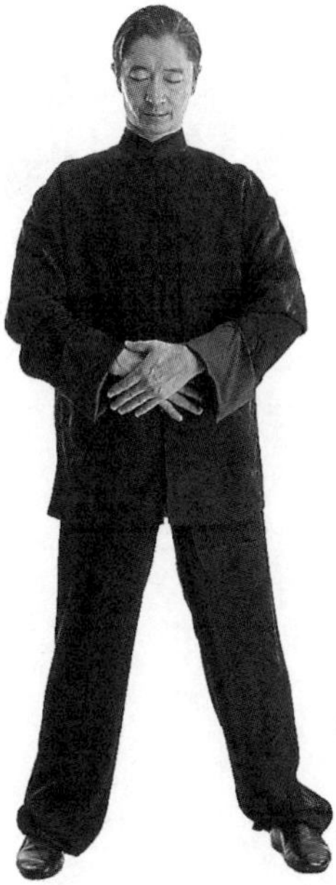

【圖四】

內修外練，強化肝臟

一天，釋尊的兩位弟子看到一隻鴿子停在窗台，其中一位掐指一算，曰：「此鴿一千年前乃鴿子也。」另外一位不甘示弱，也算了半晌，曰：「其三千年後仍為鴿子。」釋尊正巧經過，兩弟子有心考他，便問：「師父，此鴿一千年前是啥？」釋尊不假思索，曰：「鴿子」。又問：「三千年後呢？」釋尊直曰：「鴿子」。二生頗感納悶，釋尊居然直斷無礙，問何故，曰：「因其現在乃鴿子也。」

許多人總想探究自己的前生來世，其實只要把握現在，好好地內修外練，何必擔憂未來及來生之事；而生命是無限的，又何必駐足於一點，計算不休，徘徊不前呢？

現在來談談五臟中最大之內臟——肝的鍛鍊方法。

肝在中醫的說法，涵蓋全身之自律神經、血液調節、中樞神經、視覺神經系統等。肝弱者，容易發怒、疲倦、口乾、舌苦及眼睛充血等。而有一說「怒則傷肝」，人憤怒時，氣血上逆，影響肝之藏血功能。

國人染患肝炎之比率相當高，而肝硬化、肝癌等又與之息息相關，所以我們除了應致力於肝炎之防治工作，更應注意強化肝臟。

肝病患者需注意身心之休養，攝取足夠之蛋白質，出現腹水或水腫者，減少鹽分之攝取，長期服用利尿劑患者，選用含鉀量高的食物，如硬柿、楊桃、枇杷、柳丁等；避免食用含有化學添加物之食品，禁喝酒、咖啡、茶。

「平甩」功法介紹：

1.全身放鬆，雙腳平行同肩寬。

2.雙手往上甩，與肩同高，掌心朝下，手肘略彎，如圖一。

3.雙手自然放下，不用力，如同鐘擺，擺盪至身後，掌心朝上，如圖二、三。

4.平甩第五下時，雙腳配合手，連續蹲兩下，形成同上同下的節奏。

5.每回練習10分鐘。

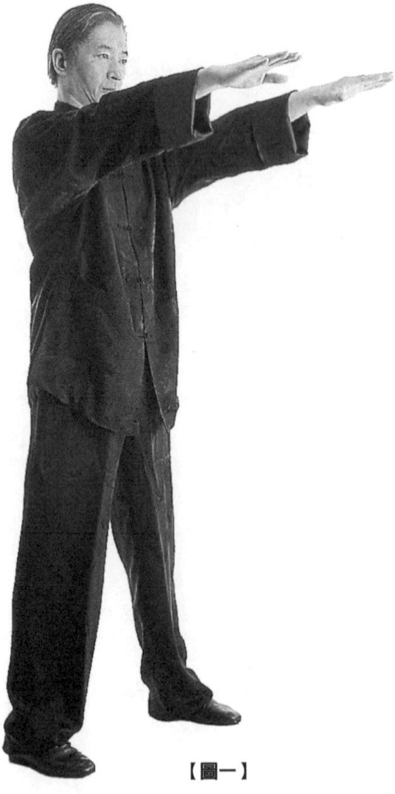

【圖一】

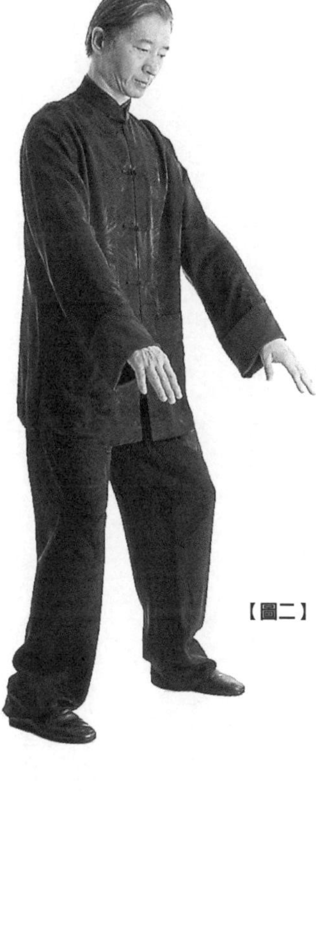

【圖二】

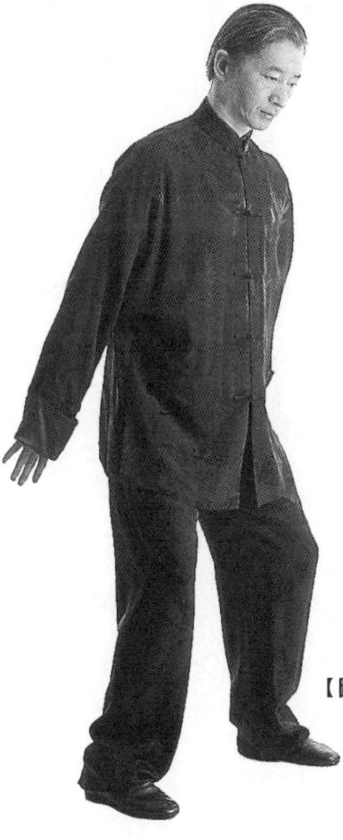

【圖三】

勤練功夫能減肥

減肥是時下時髦休閒活動之一，大家津津樂道如何用三溫暖、減肥茶、減肥藥、針灸、運動器材等減肥方法。生活在民生富裕、衣食無虞的台灣民眾，很難想像骨瘦如柴、有一頓沒一頓、滿腹積水的非洲難民。

女性較易主觀的認為自己胖，其實，我們看古畫中的女人都是肥腰凸腹，圓臀胖腿，看起來也挺有美感的，而且多一分健康。為了刻意追求柳枝般的纖腰而弄壞了身體，那就得不償失了。

真正需要減肥的，是那些肥胖到影響五臟六腑之健全功能的人，專家指出，肥胖容易引起高血壓、糖尿病、心肺功能失調、退化性關節炎及痛風等疾病，這些也正是所謂的「富貴病」。

「胖」一定是有原因的，首先應檢視自己的飲食習性，是否愛吃甜食、零食或高熱量之食物，還有運動量夠不夠，年紀愈大，新陳代謝率會逐漸減低，但大多數人活動量反而減小，這樣，腹部的贅肉及脂肪當然越積越厚了。甲狀腺功能不足，也會使新陳代謝率降低而引起肥胖。有些則是遺傳因素，如果父母皆胖，孩子稍不留意，就成為過胖兒。過胖的兒童最難減肥，因其脂肪細胞已不單是細胞變大，而是肥胖細胞增多，要想增多之細胞減少，不太容易。

肥胖的人也不必太傷心，古時候有好幾個得道之肥胖修行人，如彌勒佛，笑口常開，雖肥胖，仍身輕如燕，健步如飛，用個簍子就把自己筐進去了，他的肥胖細胞已與一般人不同。

我認為適量的運動是最好的減肥方法，我每餐吃三五碗飯，也未見發胖，這應該是跟我平日勤練功夫有關，各位不妨試試。

「高甩功」功法介紹：

1.自然站立，兩手甩高過頭吸氣，如圖一。自然垂下吐氣，如圖二。
2.鼻吸鼻呼，行數十次，或數百次皆可，視各人體力以自然舒適爲準。
3.行功完畢略微散步。在飯前或飯後兩小時練習。

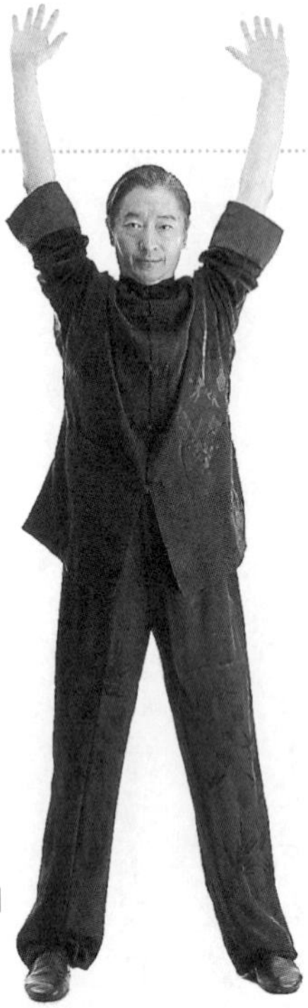
【圖一】

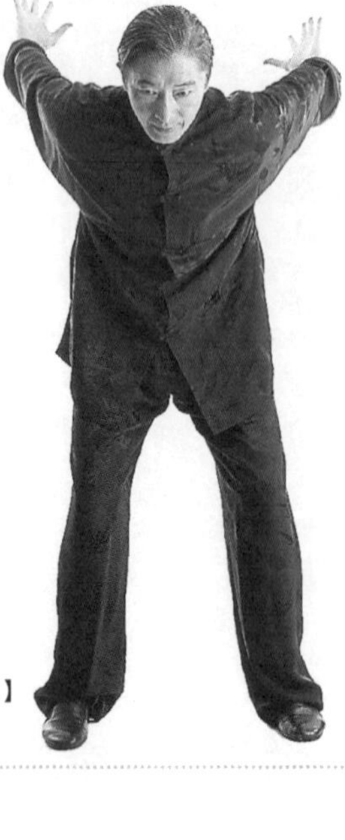
【圖二】

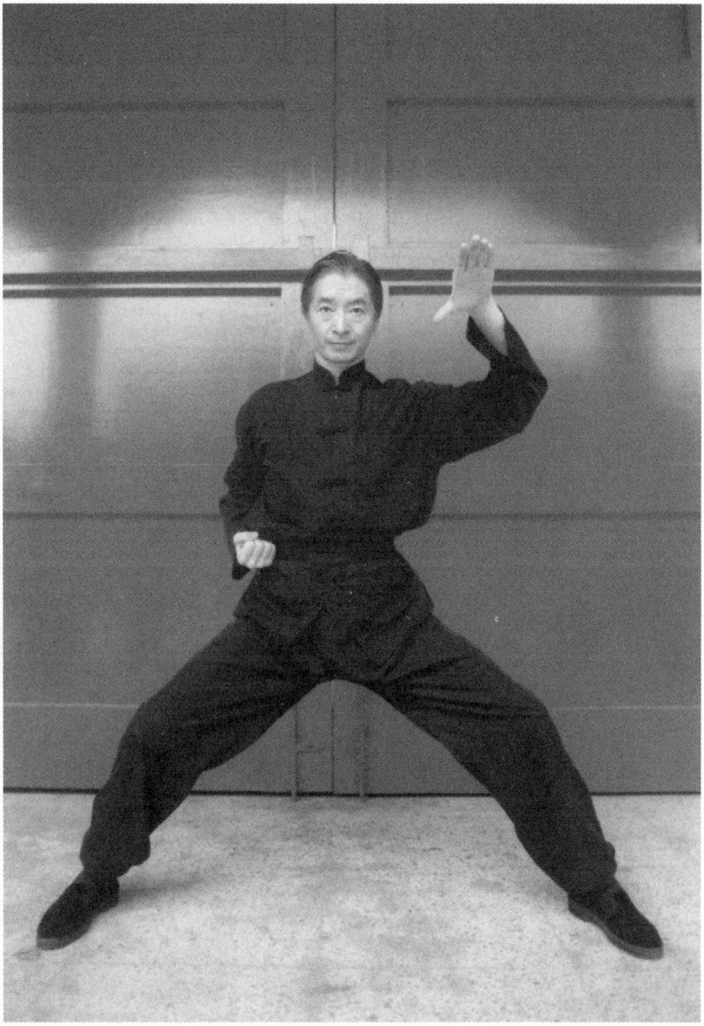

肺開竅於鼻，人一生主鼻

首先，請各位做一個小實驗，把鼻孔用手指摀住一邊，只用另一邊呼吸，兩邊交替，很多人會發現自己一個鼻孔比較通，一個比較不通，那麼這時就要考慮平時的精神不振、倦怠、注意力不能集中或偏頭痛等毛病，可能是跟呼吸道不暢通、長期缺氧有關。

鼻子有把吸入之空氣潤濕及溫暖之功用，還可以排除空氣中的灰塵及細菌，可以說是人體與大氣交流之大門，所謂「肺開竅於鼻」，鼻子是保護肺部的第一戰線，因此，也是最易受外在環境傷害的器官。據醫學專家報導，鼻粘膜血管床十分敏感，對局部或全身性之刺激皆能迅速反應，比方說，溫度低時，鼻組織充血，可使粘膜表面積增加，而使進入鼻腔或鼻竇之冷氣提高溫度，以免傷害肺部，這是自衛的一種機能，但卻也是造成鼻塞之原因。

發生鼻塞的原因有許多，如鼻中膈彎曲，過敏性或感染性鼻炎，血管運動神經性鼻炎等，有些嚴重的會造成鼻竇炎，甚至發生記憶力衰退、頭痛等症狀。還有，由於鼻子與眼、耳是相通的，鼻塞也會產生耳鳴、耳痛及溢淚等現象。

有些人用點鼻藥解除鼻塞之苦，使用不當會造成「藥物濫用鼻炎」，點藥後反而更加鼻塞，專家指示，用完藥，應趁著鼻子通暢時，把藥及鼻涕擤乾。我倒認為，不到萬不得已不要用藥。

「人一生主鼻」，能否如意，就看鼻相如何，如果老是鼻塞，運氣怎會順暢呢！

治療鼻塞的轉圈法：

1. 全身放鬆，雙腳平行，與肩同寬。
2. 先練平甩5～7分鐘，以便暖身。
3. 吸氣，往後轉兩圈半，兩手在上，如圖一、二、三。

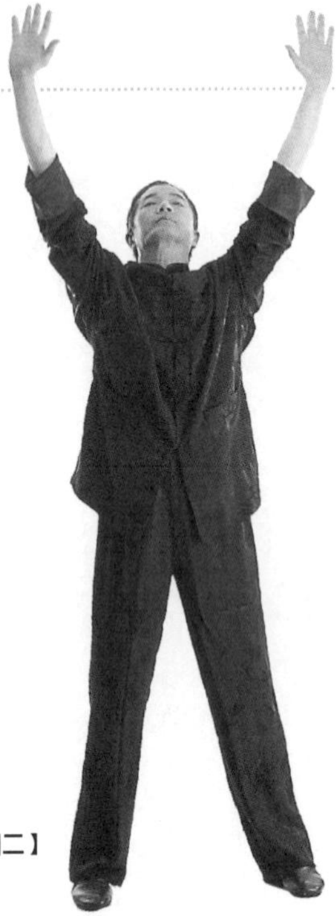

【圖二】

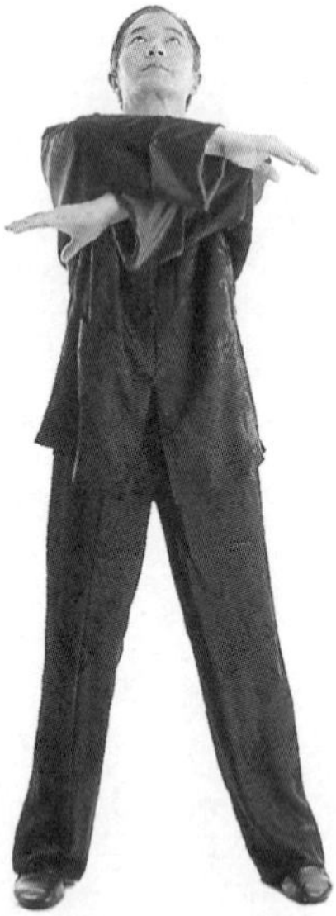

【圖一】

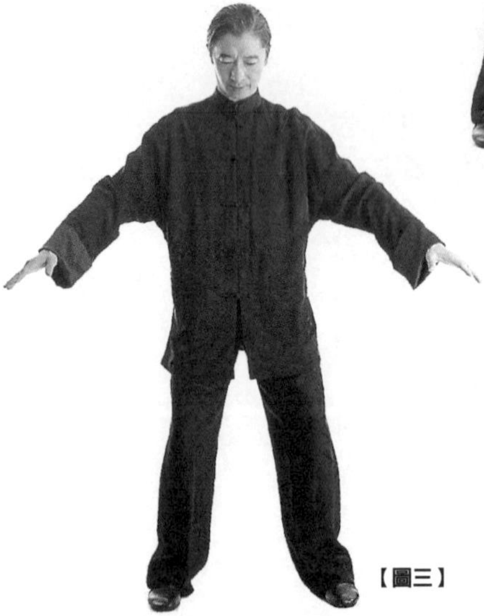

【圖三】

4. 吐氣，往前轉兩圈半，兩手在下，如圖四、五、六。

5. 連續練習10～20分鐘。

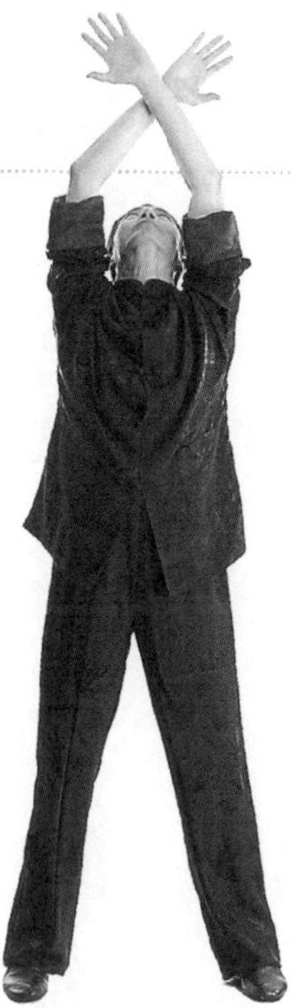

【圖五】

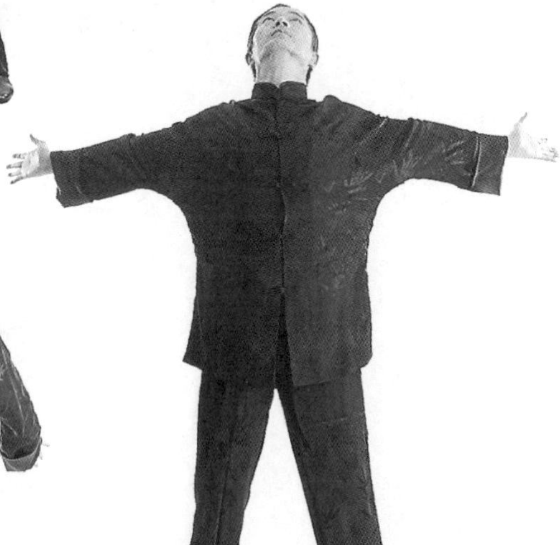

【圖四】

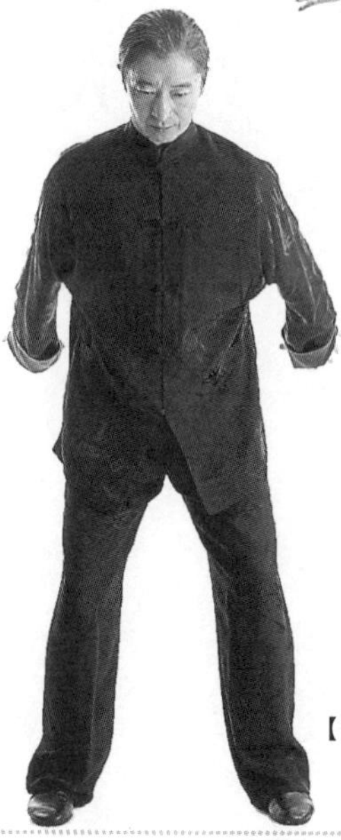

【圖六】

腹式呼吸，腹部變大乎？

有些婦女問我，腹式呼吸會使小腹凸起或使腰部粗大嗎？答案是否定的，腹式呼吸會使腰肢越來越柔軟、纖細，腹部肌肉也變得更有彈性、光滑。

氣功有些導引術如甩手、八段錦等，裡面有些動作是加強腰部肌肉之伸縮的，故腹式呼吸配合這些動作，及腰腹的摩擦，不但腰腹間氣脈通暢，不易有腎虛、腰痠背痛等毛病，而且由於腹部肌肉的運動及氣的流轉，也有按摩內臟的效果，使五臟六腑更為健康。婦女最關心的美麗問題，腹部肌肉的緊縮，也有最令人滿意的效果。

甚至常用腹式呼吸的女人，由於肌肉強韌，懷孕時，不易產生肌肉裂傷而形成妊娠紋；而腹內的寶寶，因為得到充足的氧氣，更為聰明健康。也由於腹式呼吸，子宮收縮力強，而使生產過程順利，產後腹部的鬆弛及變形，更能藉著腹式呼吸而很快地恢復彈性，生殖器官也較易恢復功能，不易產生婦女疾病。

一般來說，女人比起男人用胸式呼吸的較多，加上平時為了愛美，喜歡束腰勒腹，更易造成氣血不暢，難怪女人雖大病沒有，但總是小病不斷，陰虛怕冷、呼吸短淺，頸脖僵硬等的情況比男人要嚴重得多。如果在家裡盡量穿寬鬆的衣服，且隨時注意腹式呼吸及抽空練習氣功，這些小毛病自然能不藥而癒。現在介紹一個腰腹部氣功動作，可加強氣通過腰部的任脈、督脈、中脈及帶脈，使氣脈通暢，而達到健康美麗的效果。

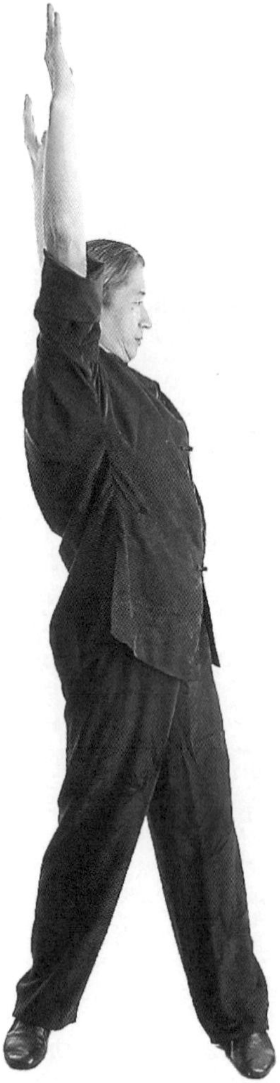
【圖一】

「左右高甩」功法介紹：

1.由右下向左上甩手，此時吸氣，胸部挺起，頭仰起，圖一。

2.呼氣時，手下甩，如圖二。

3.吸氣時，手再甩至右上，胸部挺起，頭仰起，如圖三，左右交替做五十至一百次。

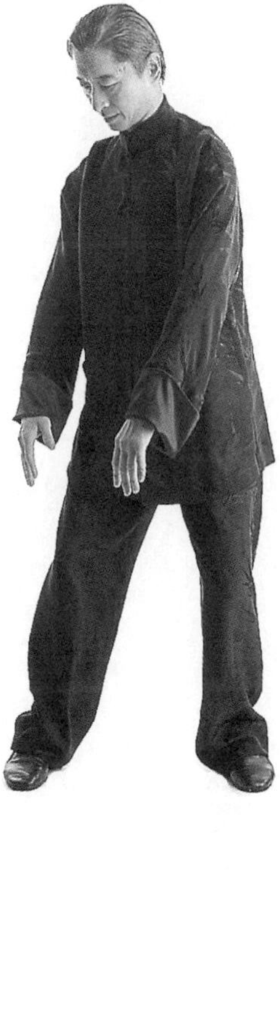

【圖二】

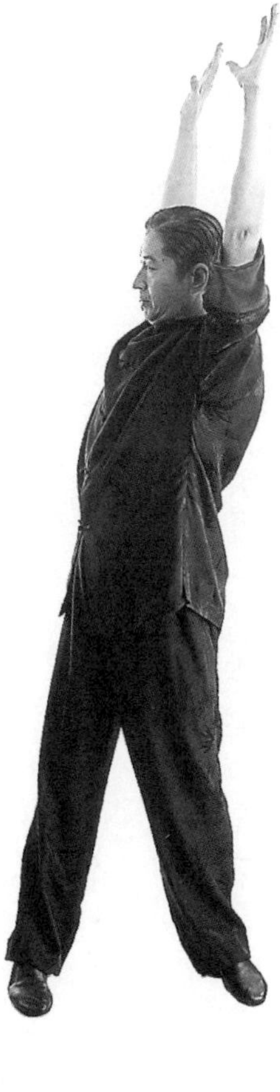

【圖三】

仆俯足下，拜師學藝

現代人總以為今日已無高明的老師，其實明師處處在，只看自己夠不夠誠懇及謙虛。

從前，在印度有一名學生上山拜見一位聖者，聖者說：「你先替我捏腳。」學生滿心疑惑地說：「我是來求道，非學捏腳。」聖者說：「你可以從捏腳學到東西。」學生勉強為之，正要開始，聖者大腳一踢，學生摔得人仰馬翻，後來才恍然大悟，拜師求道必須先仆俯於足下。

古時候的人求道，往往是不計代價的。如密教大師密勒日巴，也沒有任何財產及物質，但不惜用生命供養上師，並通過最嚴苛的考驗及折磨，最後感恩地說，要用修行及成就來報答師恩，他這種精進的精神，使他一世成佛。還有二祖慧可為了向達摩求法，自斷一隻手臂以示決心。我想起我們以前拜師學藝，也是如此，都是用最大的虔敬心，像孩子一般地到師父跟前受教，對師父的苛責與磨練，皆逆來順受，無怨無悔。中國人喊老師為「師父」，師徒情誼就如同父子一般。

而今時代不同，一切都講求速成，學生抱著先入為主的觀念尋求老師，品頭論足，百般挑剔，跟老師討價還價，自己不用功，總覺得老師不對勁，學完掉頭就走，連感激之心都沒有，令人不禁有「師道不復」之歎。

現在要教一甩手功中的功法「左右推送」。練功要謙虛，做不好要好好努力，練熟了更不可驕傲，功夫是學無止境的。

此功可強筋壯骨，增進身體的靈活度，是一全身性的運動！

功法介紹：

1.全身放鬆，雙腳平行，與肩同寬，保持膝蓋微彎。

2.吸氣，左轉，手心朝上，重心在右腳，左腳虛步（即腳後跟著地，不著力），如圖一。

3.吐氣，順勢右轉，手心朝下，重心在左腳，右腳虛步（腳後跟點地，不著力），如圖二、三。

4.每回練習10分鐘，一日可練二～三回。

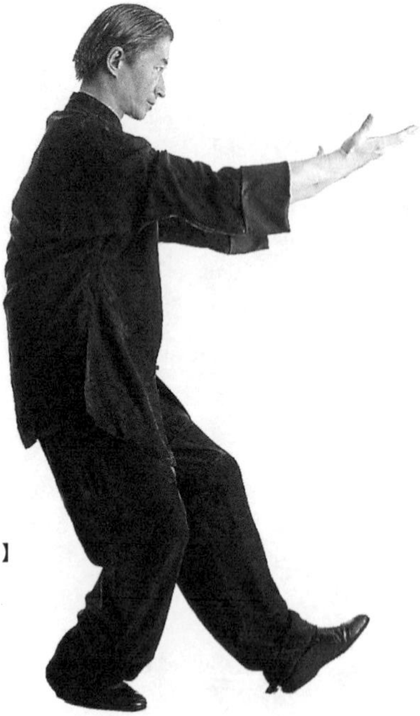

【圖一】

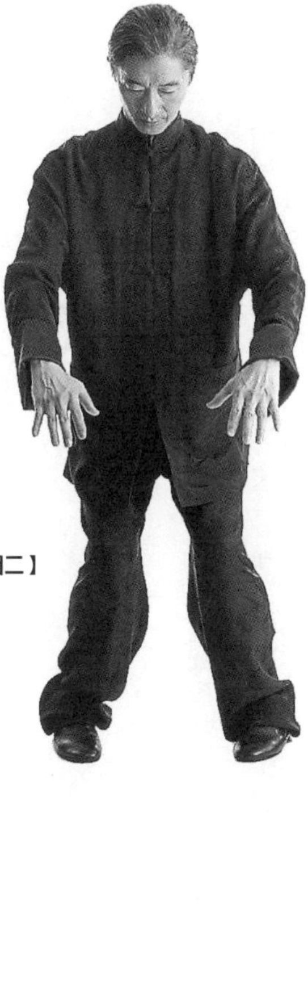

【圖二】

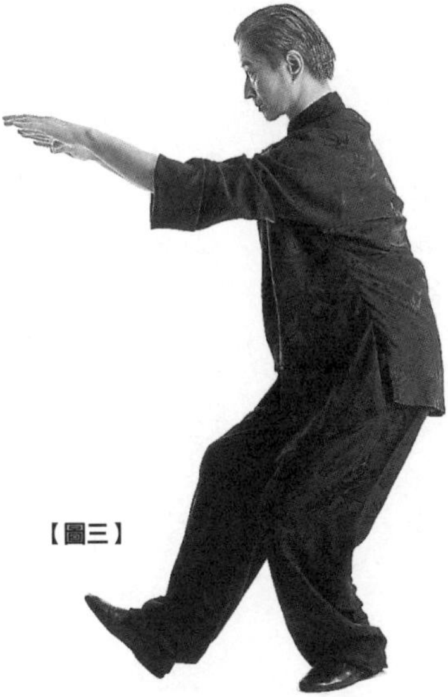

【圖三】

習睡功亦能得道

我們睡了一輩子的覺，仍然有許多人覺得老睡不好，不是失眠，就是多夢；甚至早上起床，不但沒有精神煥發，反而覺得全身僵硬，氣悶不順或頭昏眼花。

睡眠對人體而言也非常重要，睡得好，身體機能可以得到汰換及修補。我們觀察動物在冬眠時，一睡就是一個季節，醒來後，傷去疾癒，身體敏捷，有如脫胎換骨。古時陳希夷習睡功而得道，達摩在石板上禪眠百日，醒來後，氣定神足，渾如再生，因此而功力大增。

中國人有吃消夜的習慣，以健康的觀點，並非好習慣；吃完東西馬上就寢，會影響胃部蠕動，造成消化不良。胃氣無法運化，會出現心氣不足，多夢、失眠等現象。中國養生學有一句話：「食飽勿臥，臥則心蕩」。我們在就寢前，應該先在床邊靜立三、五分鐘，慢慢做幾個導引功法，然後靜坐在床上，放鬆閉目調息；氣息穩定後，才緩緩躺下來。睡醒後，也同樣在床上坐幾分鐘，然後再起床做幾個導引動作，一整天都會神采奕奕。

中午睡午覺也是一樣，尤其是上班族，剛吃完午飯立刻趴在桌上睡覺，下午不但不易神清氣爽，反而昏沈慵懶，影響工作效率。午餐後，若先散散步，然後做幾個導引功法，再坐下來，閉目調息養神；想睡了再趴下來，如果沒有睡著，也已達到了休息的效果。

「拍胯」功法介紹：

1.全身放鬆，雙腳平行，與肩同寬。

2.腰左轉，右手在前，用掌心拍左胯（褲帶口的位置）；左手則往後，用手背拍右胯，如圖一。

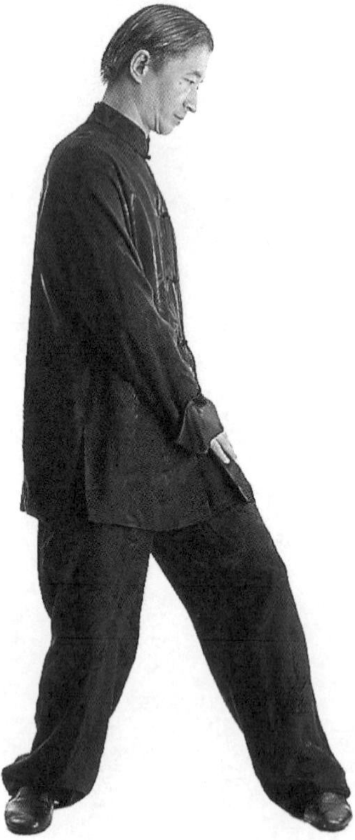

【圖一】

3.而後順勢右轉，左手掌拍右胯，如圖二、三。
4.如此左右拍，讓重心在左右腳間來回擺動。
5.每回練習10分鐘。

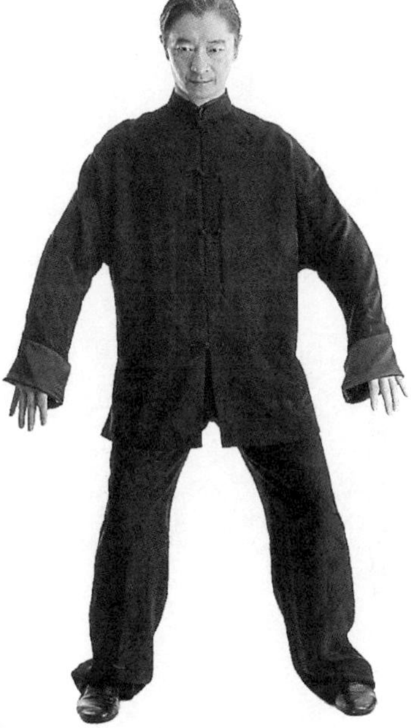

【圖二】

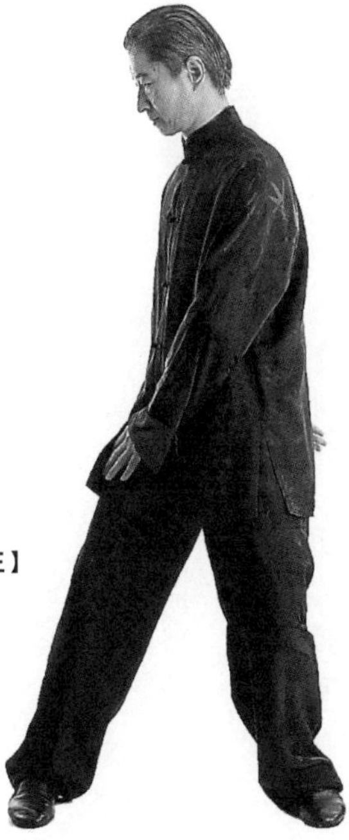

【圖三】

心平氣和，百福自集

天下事不是則非，無似是而非者。只是現代人總執陷於矛盾、迷惑之中，雖然苦病纏身，卻至死不改。有些事情是絕對的，比方說，「發脾氣」是絕對應該避免的，即使有再多理直氣壯的理由，憤恨之心是絕對不可有的。

宇宙間的氣本是平衡的，陽氣與陰氣皆歸於一，終於無極。當我們發出一個怨恨不平之氣，冥冥中，自然有一個怨恨的反作用力，而受傷最多的，往往正是自己，這種回饋力量就造就了「因果」。越是不甘心、窮操心，最後也將得到不甘心、窮操心的果；而老在埋怨造化、怪罪他人，也會得到抱怨終生的果。

有一位弟子問師父：「什麼是因果？」師父回答：「你在

這邊失去，卻在另一邊得到。」我們不需追究我們前世是什麼，來世將如何，我們現在已經不斷在種因得果了，只要現在懂得放寬胸懷、寬恕之道，自然不再懷恨迷惑，以後便得絕對的善果。

平息瞋忿的「交叉拍」功法：

1.以雙手展開，不碰到任何東西爲原則。
2.全身放鬆，雙腳平行，與肩同寬。
3.雙手猶如鞭子，向兩側甩高至肩，如圖一。

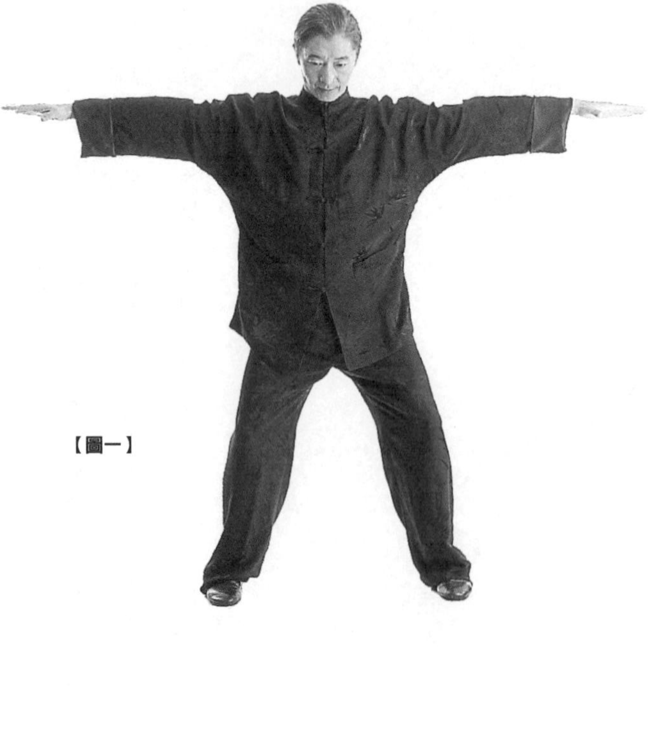

【圖一】

4.如同鐘擺般自然放下，一手在上，拍肩頸處，一手在下，橫過胸前，拍肋骨處，如圖二。

5.兩手上下交替拍打，如圖三。從20下，慢慢增加到百下。

6.重心在左右腳間交替。

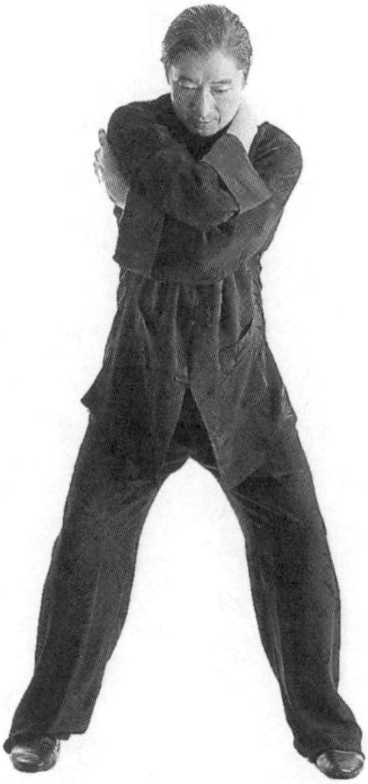

【圖二】

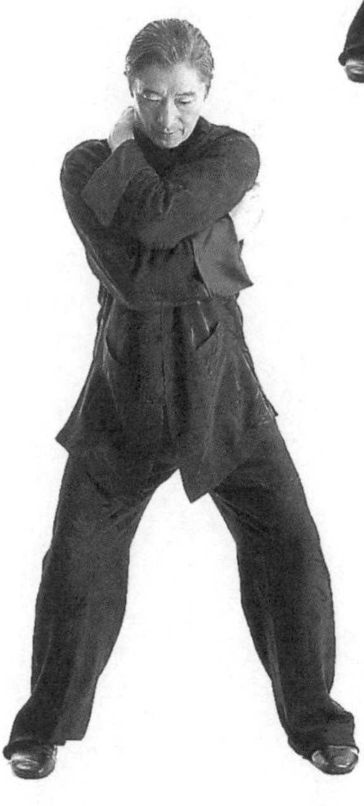

【圖三】

鬆關節，斷執著

「執著」是妨礙我們進步之根源，所謂「貪嗔癡」，「癡」即執著，由於執著個「得」字，因而產生「貪」念，若「得」不能如願，「嗔」心便起。

執著於名利，勞心傷身，成為榮華富貴之祭品；而名利以外之執著，往往令人陷於其中而不自覺，傷害之深，猶恐過之，如執陷於主觀意識與知識的追求等。

有些人執著於自己的感官判斷，總用自己所見、所聞、所想來判斷事情，殊不知人之大腦充其一生，只有百分之三被開發，可見光度只是一小段波長。這種人主觀意識強烈，總是強迫別人非接受自己之想法不可，與人辯論不休。往往越聰明的人越易有這種毛病。我的師父碰到這種人，總是不語，搖搖頭，或「哈哈」一笑，甚至說過一句話：「讓他糊塗一輩子！」把自己裝得滿滿的人，不可能再接受任何高明玄妙的東西。

有些人執著於知識之追求，莊子曾說：「吾生也有涯，而知也無涯，以有涯隨無涯，殆已。」我們用有限之生命，想要盡得那無限的知識，也是自討苦吃。求知識是為了窮理盡性，通曉生命之真義，讀書在精不在廣，只要專精於一門學問，自能受益無窮。

有些人執著於「仁義」之作風。其實仁義之心是默默散發出來的，只要常保「慈悲」的念，眾生自然受到感召，碰到需要援助的則伸出援手，自量能力，也不勉強什麼，更無須大張旗鼓，唯恐他人不知。行仁義以「無心」為之，是最重要的，當行則行，做了就忘，忘掉心中之羈絆牽掛，「忘」才能「空」，能量始能補充，否則勞累一場，慨嘆力不從願，更甚者，總覺救渡無方，更陪上了自己。

還有些人執著於修行人之「法相」，有的自命清高，拒人千里，有的一副莊嚴，不苟言笑，有的故作神秘，裝神弄鬼。其實，修道之人須實實在在克盡本分，處富貴無有銅臭，處貧困無有窮酸，是大將無有莽撞，能讀書無有文弱，不染一塵習氣，無有一絲造作，言語率直，行為灑脫，乃真行者也。

現在教各位一個功法，稱為「鬆關節」，練功時忘掉自己的形體，漸漸地就能體會其中「鬆」的意境。從最初的肌肉放鬆，到高難度的關節放鬆，再進階到臟腑的放鬆，以至於神識的放鬆，都是本功法精進的目標。

功法介紹：

1.全身如靜站之姿，不帶絲毫意念。

2.呼吸自然。

3.以腰左右轉動，帶動雙手晃動，不用力，如圖一、二。

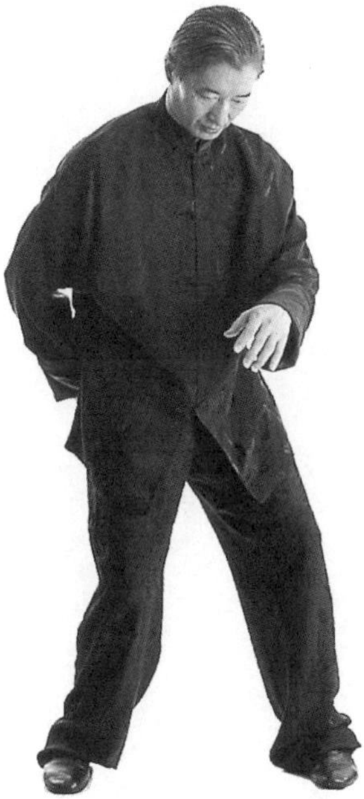

【圖一】

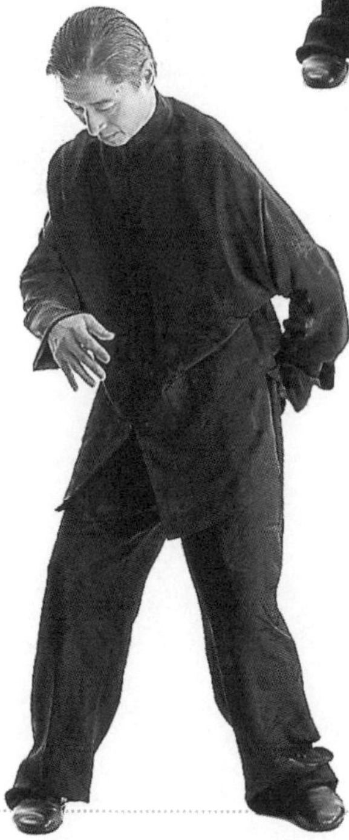

【圖二】

柔軟心，純淨如孩童

我曾經問我師父，要得道應注意什麼，師父說：「很簡單，只要注意兩件事，一是柔軟，一是安靜。」我們先來談談柔軟。

首先，我想問問各位讀者，您覺得自己仍然天真嗎？（可能有些人已開始搖頭）那麼，您覺得自己夠成熟嗎？天真與成熟事實上是一體的兩面，一個真正成熟的人，心境也是天真無邪的。

許多人練氣為了返老還童，但往往只在容貌外表上下功夫，而所謂面由心生，心沒有恢復赤子之心，外表如何年輕呢？而天真與赤子之心都是柔軟心。

我們應把自己的心脫得一絲不掛，把驕傲、虛榮、爭鬥及妒嫉等外衣脱去，讓自己純淨柔軟得像孩童一般。虛妄心汙染心靈，就好像疾病侵蝕身體一樣，把人弄得老醜僵硬而面目可憎，這不是濃厚的胭脂及高位厚祿所能掩飾的。古人說：「柔軟，生之象也。」大人練氣，小孩習武，都能保持身心柔軟，則再生力、原創力是不可限量的。

中國人說「柔順」，懂得柔才能順遂，而所謂「順利」，知順之道，始能無往不利，中國文辭天機已然洩漏。就修行而言，「慈悲」也是柔的表現，沒有柔軟心，無法發出慈悲。而柔能鬆，鬆則化，化而後就能漸入「空」性，當什麼都沒有了，卻發現擁有了一切，慢慢體會吧！

我來教一式關節運氣法，可保持身體的柔軟。

「前彎」功法介紹：

1.腳同肩寬，自然站立。

2.吸氣時，坦然的將兩手由兩邊提起，抬頭，如圖一、二。

3.手過頭後，吐氣，手心朝前，彎腰順勢往前撲下。如圖三。

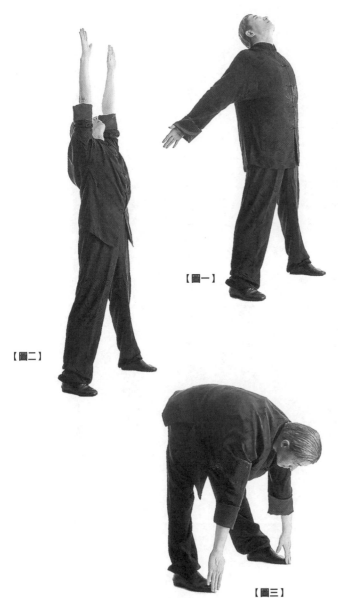

【圖一】

【圖二】

【圖三】

4.而後吸氣，低頭彎腰，曲膝，身形緩緩游升，吐氣，如圖四。

5.挺直後吸氣，肩後拉如圖五。，而後吐氣，放鬆，回復站立狀，再練第二次。

6.每回練習7次，每天可練3回。

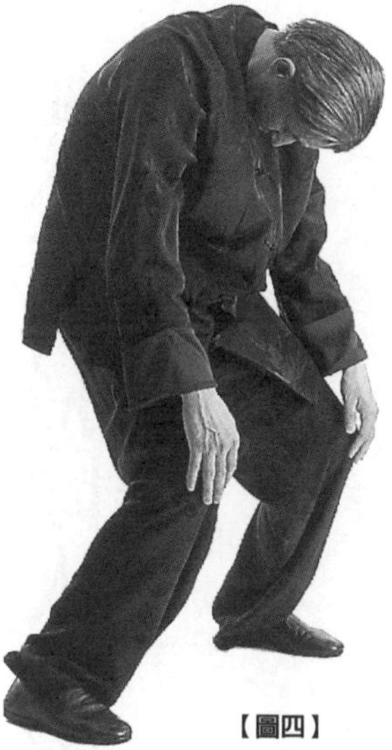

【圖四】

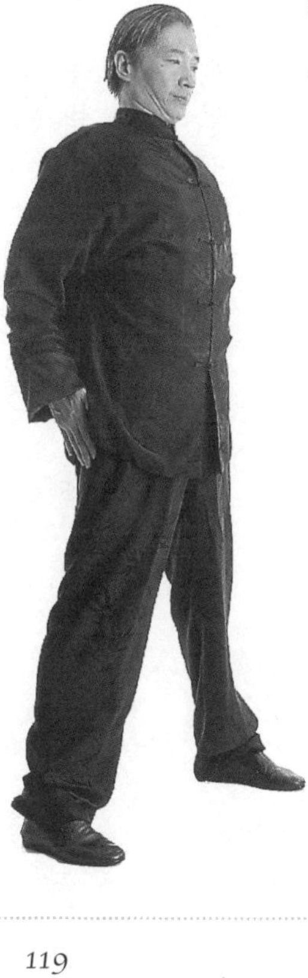

【圖五】

無心，掃除人世牽纏

釋迦牟尼悲憫人間疾苦，而張三豐曾在一夜之間殺了幾百個土匪，一個愛人，一個殺人，最後卻都成佛得道了，這是何道理呢？因為他們都做到了「無心」，無心則定，始能解脫。釋尊將慈悲轉換為救世之大能量，而張三豐知道何者該救、何者該殺，殺完就算，了無牽掛，二者皆俱足智慧。如果前者每天困坐愁城，後者終日悔恨矛盾，是永遠修不成。

我舉一例，看到有人被車撞了，甲因為有要事在身，便毫不猶豫一走了之；乙趕快搭救，救完也不再回顧；丙未去救，但事後心虛懊惱；丁救了，事後替傷者難過感傷，為世間滄桑唏噓不已。這四種人，前兩者可以說做到了「無心」，而後兩者之所為，還在苦海中打轉。

「業障」其實是人心造成的，也就是人的執著糾結。有些人業障非得經過多生累世之慘痛教訓，歷經劫難才能洗清；而有道行的人卻可以在一念之間就消除了。「無心」，乃是消業之途。

「無心」，更落實一點，就是「沒事小心謹慎，有事息事寧人；做對了只感慶幸，做錯了若無其事。」這四種必須運用恰當，執著於一種都是過猶不及。而相對的，如果沒事戰戰兢兢，有事逃避或大發脾氣，做對了欣喜若狂，做錯了惶恐不安，都是太「有心」了。

「無心」並非無情，而是懂得駕御情感，不被情感奴役。

教各位一個功法，可以掃盡人世間之牽纏陰霾。

「轉手臂」功法介紹：

1. 手臂上舉與肩同高，後轉、吸氣，如圖一。
2. 前轉、低頭、吐氣，如圖二。

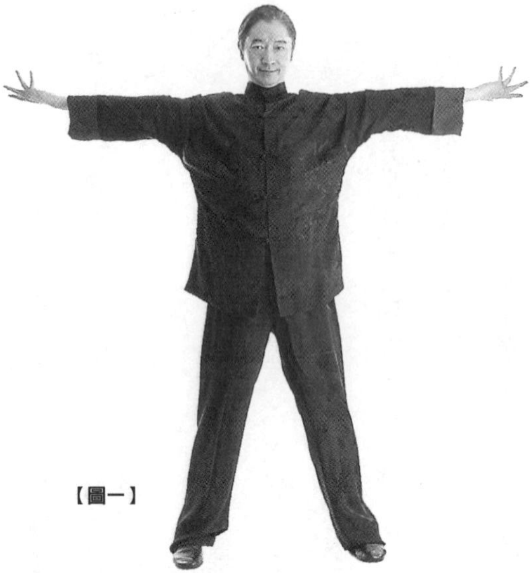

【圖一】

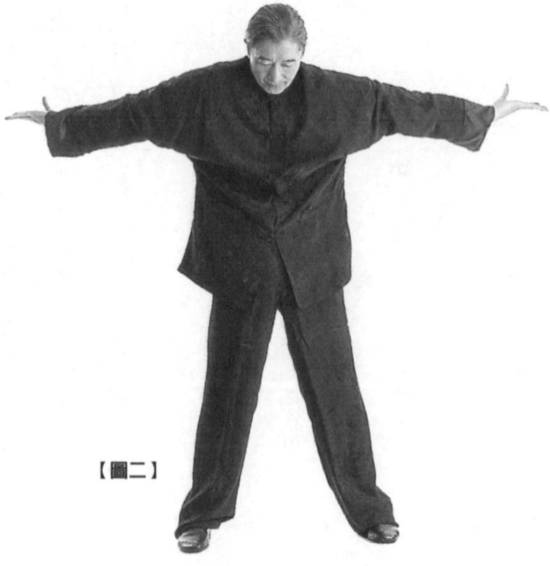

【圖二】

3.再吸氣，一臂前轉，一臂後轉，再順著吐氣，左右替換轉動，如圖三、四，而後緩緩放下。

4.放鬆。

5.左右各一次爲一回，連續練習。

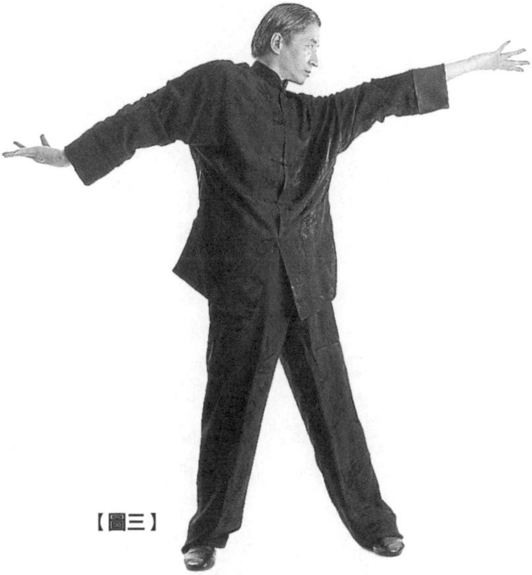
【圖三】

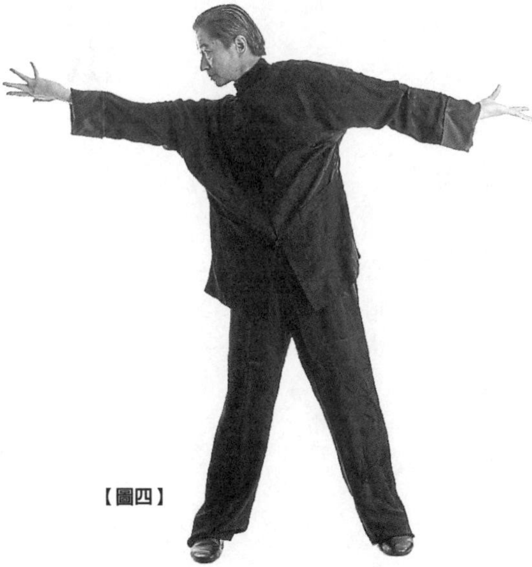
【圖四】

椿步一紮，入地生根

人類的身心狀態與大自然的變化有種神秘的互動關係。譬如在滿月前後，人的精神亢奮，甚至行為異常。而在四時轉換之際，人的情緒起伏不定，也特別容易生病；還有，暴風雨來前，總會感到一股莫名的壓力。另一方面，人的心情也會影響對氣候的感知，如古詩云「東皐春草色，惆悵掩柴扉。」又「雲中君不見，竟夕自悲秋。」心情不好時，不論是春暖花開或秋高氣爽都覺得感傷可悲。

而在中國養生學認為身體外受「風暑濕火燥寒」六氣的侵蝕，內有七情六慾之煎熬而引發疾病，譬如風氣使人手足拘攣，燥氣使人枯槁等，而喜樂使人弛緩怠懈，驚嚇過度導致精神錯亂、悲哀使人消沈等。

我們要身心平衡，只有以不變之定力來應付千變萬化，現在教各位一個培養定力之功法，此為古法中的「站樁功」。行功時，感覺自己如泰山一般靜定不動，行功日久，可使腿力增強，進而使五臟壯實，精神穩定，耐力增加而使外邪不侵，內境不擾，其為氣功當中的「紮根」功法。

另外，平時可配合飲食改變體質及心境。少食肉類，多食胚芽米，其含豐富維生素B，可安定情緒，抵抗壓力，還有多食綠色植物，可清血醒腦。此外，蓮藕可加強肺部功能，幫助深呼吸。

現在我們介紹下按式的高樁。

功法介紹：

1.全身放鬆，自然直立，兩腿分開，與肩同寬，雙手緩慢向正前方提起，如圖一。

2.兩膝關節微彎，兩手順勢下降，行腹式呼吸，調勻調慢。如圖二。先從一分鐘開始練習，再視個人體力慢慢增加時間，如果能持續十分鐘，功力就相當深厚了。

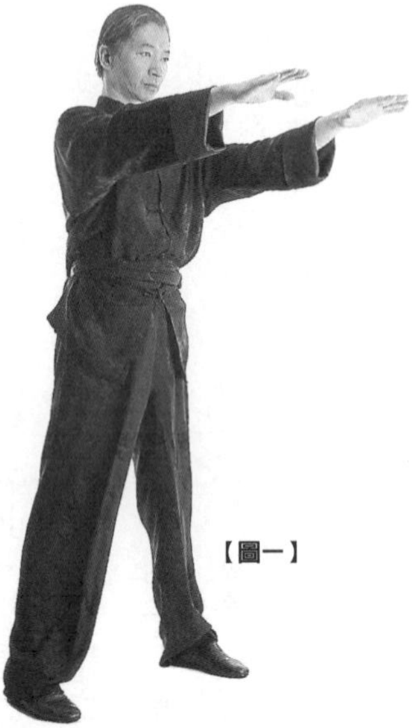

【圖一】

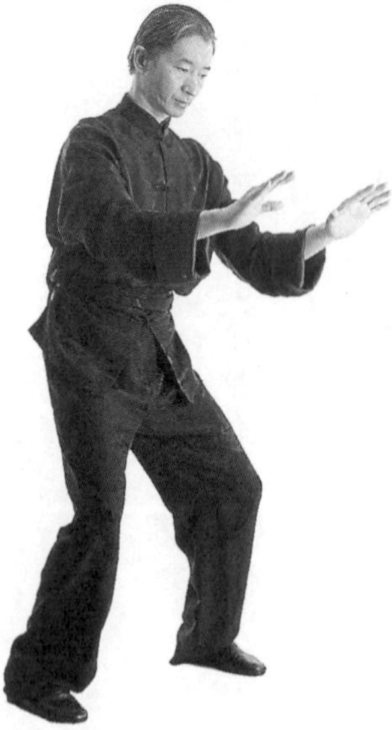

【圖二】

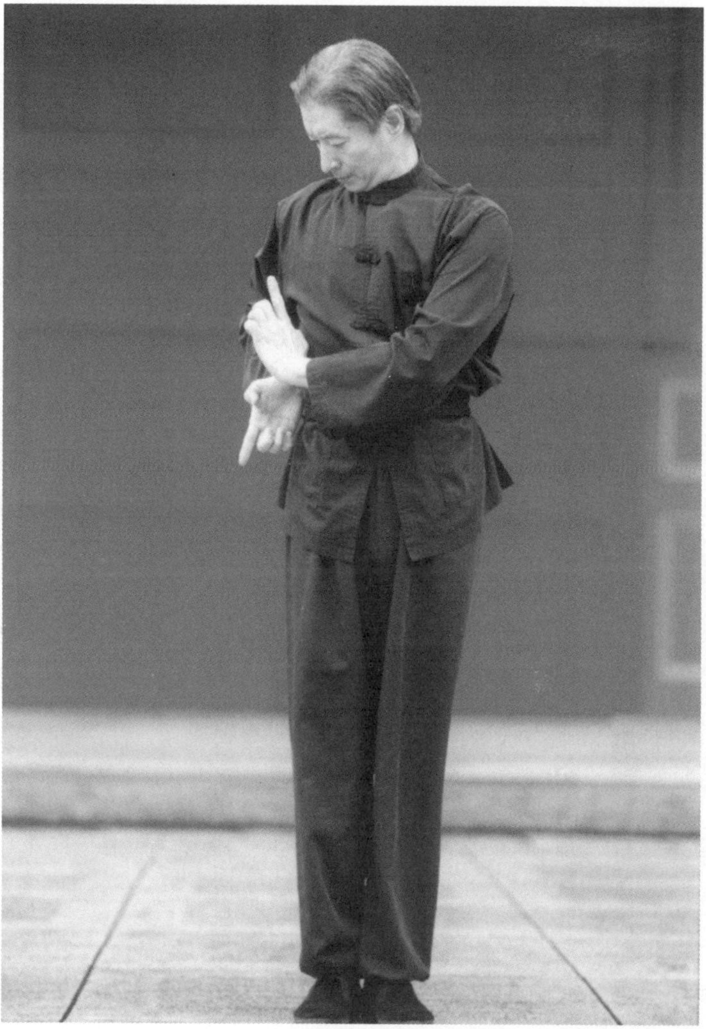

樁步一紮，入地生根

站樁，在人性戰場打贏

有時候，我們會抱怨周圍的人不對勁、對不起自己、難以相處，或是覺得工作乏味，沒有成就感等，於是產生了逃避退縮的念頭，但是不斷換環境的結果，卻發現總是碰到同一類的人事紛擾。這時候，應仔細反省，是老天特別虧待自己，還是本身出了什麼毛病？

我們開車與其他車子相撞時，是否每次都不分青紅皂白、怒氣沖天？比同事多做一點就心有不甘；做生意老想使詭計多佔便宜；不順心就遷怒；身體不好卻又聽任發展。

人不是天生就是聖人或是超人，都要經過不斷地自我要求與磨練，才能超越自我。有的時候，跟自己的弱點打仗，比跟環境搏鬥還要辛苦。在生活中，我們主動跟一個不喜歡的人打招呼，面對任何衝突，都能心平氣和應對，或是在極疲累時，仍能耐著性子打完一趟太極拳或八段錦，這些都是在人性的戰場上打贏自己的戰蹟。我常勸囊著有職業倦怠、想換工作的學生「等到這個工作能勝任愉快了，再換工作」，我們即使能逃避工作，卻無法逃避自己。

這會兒，我們介紹環抱式的中樁。總括來說，皆為訓練腰腿之勁道及靈活轉換。腰腿為根本，根本扎實，身心才能真正健壯起來。

「環抱式中樁」功法介紹：

1.全身放鬆，自然直立，兩腿分開，比肩稍寬，雙手緩慢向正前方提起，如圖一。

2.兩膝關節微彎，兩手順式下降向外成環抱式，行腹式呼吸，如圖二。

3.眼睛注視雙手之中央。

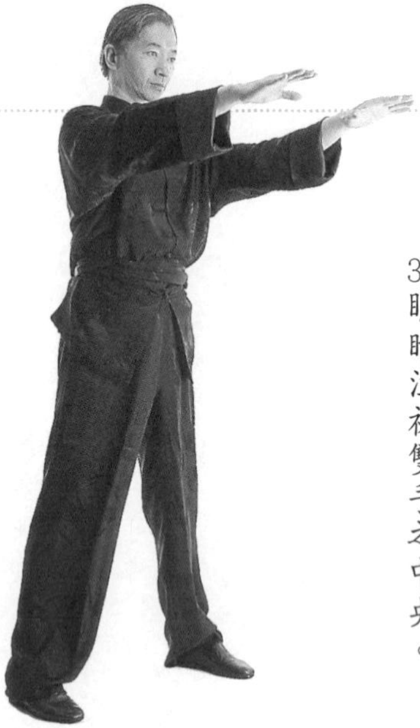

【圖一】

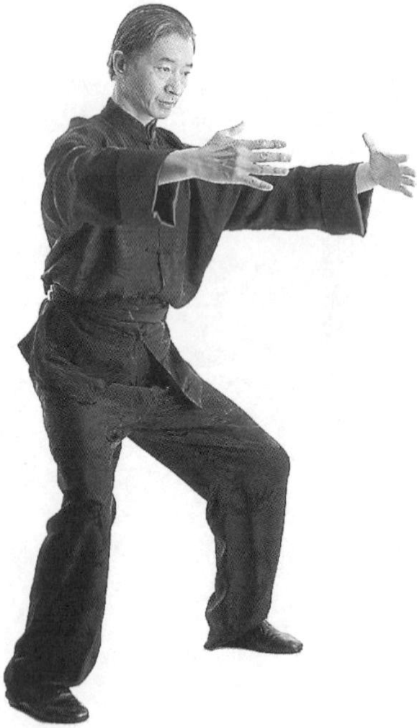

【圖二】

練功要領：蹲時注意放鬆、調息，不要閉氣。覺得下盤脫力時，吸氣提肛，呼氣放鬆。體力好時採低馬，體力差則採高馬，練時稍帶勉強，日益進步，太勉強易走火，不勉強則停滯不前。練完後緩慢站直，然後散步、甩手。可練5至60分鐘。

站樁功，培養體力、定力及意志力

常聽到許多文人雅士說愛山、愛水、愛大自然，但是試想如果一個人在黑夜迷失於荒山中，是什麼滋味。

我曾經在滇緬邊區的原始森林中迷路過。本來跟幾個扛著槍的土著打算穿過深山，到另一個村落，我們清晨就出發了。他們在前面走得很快，而我一個人在後面忘情地瀏覽著原始景象，黃昏已近，我突然發現他們沒了蹤影。當時四週都是高聳入雲的大樹，中間雜草叢生，幾乎快要湮滅的小道似有若無，我不知應往哪裡看，也不知該往哪裡走，遠處隱約傳來不知名野獸的鳴吼。

我想呼喚我的同伴，卻又怕驚動其他的野獸，這時一隻箭豬從我旁邊踩著踤步竄過，我反而放慢腳步，使自己鎮定下來，天越來越黑，走著走著，看到一隻蒙鼠東張西望的，我想，牠能活，我也能活。我悶著頭往前走，走了約一個多小時，突然聽到遠處的人聲，內心踏實多了。到達目的地時，已是半夜，當時那一段漫長的複雜感，唯有深入其境者始能體得。

以前的修行人能夠在了無文明的深山中雲遊，絕不是體弱多病、怨天尤人的凡夫能夠想像的，在深山仍能自得其所，非要有堅強的意志力、定力及體力才能做到。而這也是在有如叢林的現實社會中，面對各種壓力之下，仍然能視如虛幻所需要的。

各位的功力都有長進了吧！我們再來前推式的低樁。站樁的功夫，對於培養體力、定力、意志力很有效果。

「前推式低樁」功法介紹：

1.全身放鬆，自然直立，兩腿分開，比肩寬，雙手緩慢向正前方提起，如圖一。

2.兩膝關節微彎，兩手順勢下降，行腹式呼吸。

3.雙手收回至胸前(吸氣)，向前伸直成平推式(吐氣)如圖二。

注意事項：(1)眼平視，收下巴。(2)雙臂須與肩同高。(3)大腿須與地平行。

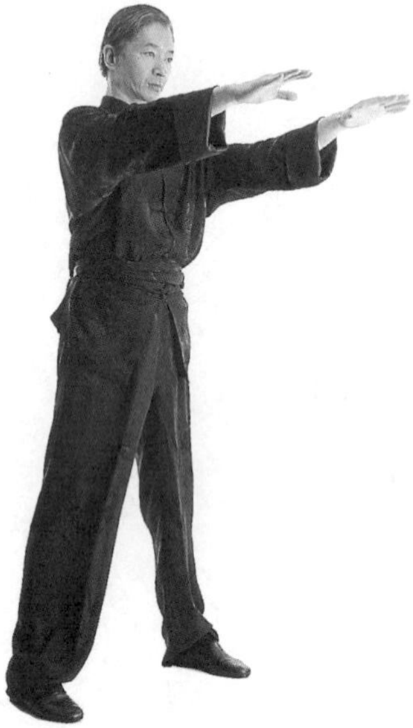

【圖一】

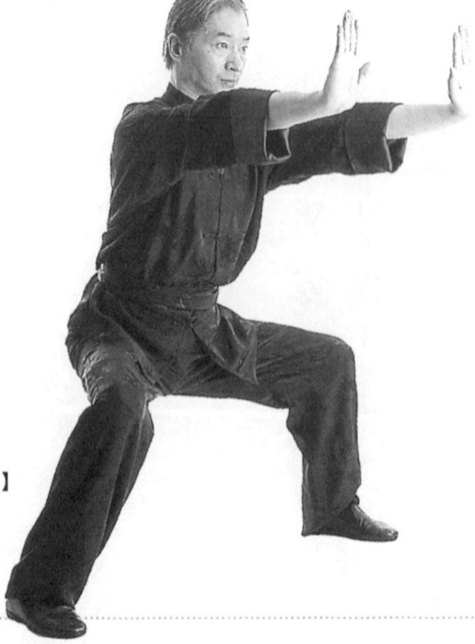

【圖二】

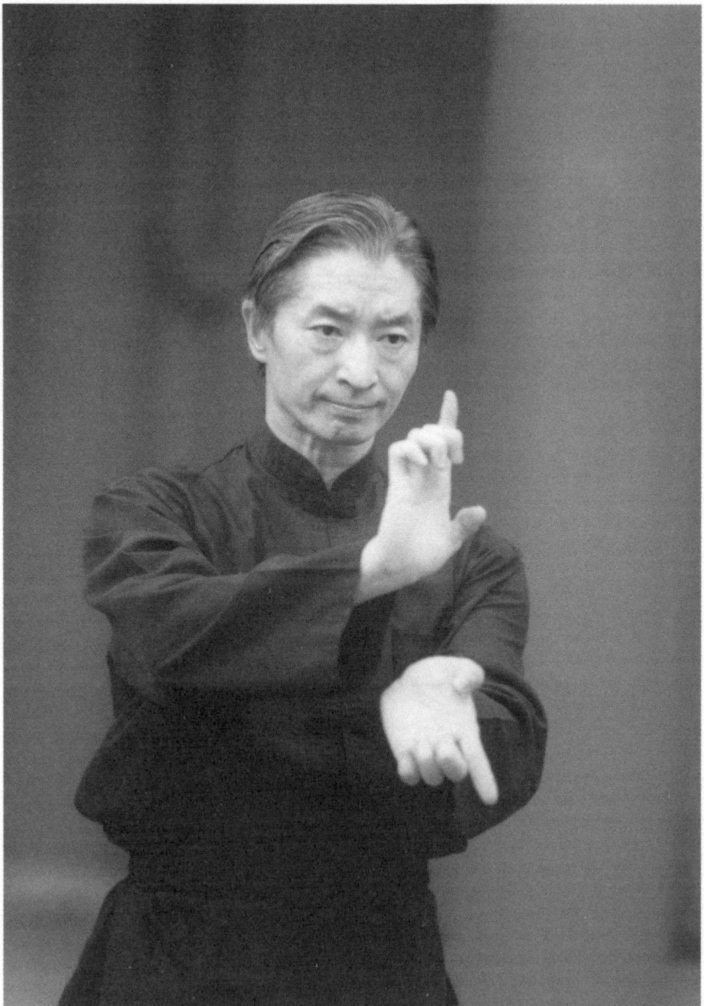

壓力與腸胃病

消化系統在中醫理論稱為「脾胃」，胃主受納，脾主運化，食後天的食物將養分散布於全身，濡養身體，所以被稱為「後天之本」，而在五行當中，屬土，位中央，五臟六腑、四肢百骸之健康，皆受其影響。

一談到腸胃疾病，就令人聯想到文明產物「壓力」。人生在世，本來就會遭遇各種問題，而活著，就得不斷處理問題，「壓力」就是指解決問題當中，所耗費之心力及體力，跟個人身心狀況有很大的關係，當身心能量大的時候，相對的，會覺得壓力減輕；同樣的問題，有些人處理起來得心應手，而有些人則完全不知所措。

我們在面對壓力時，有好幾種處理方式，一種是成熟型，成熟的人會用不斷地分析計畫，抽絲剝繭地整理身邊的事務，使其有條不紊地解決。還有，天真型，這種人會像玩遊戲般地，以認真地「玩」來處理所有的事。

另外，有修行型，這種又分為三類，一是「清淨寂滅型」，天下事與其無關，一心只求自我了斷。另一類是「自然型」，對所有的事不逃避、不攀緣，當下解決，過了就忘，心中無一絲罣礙。一類是「悲憫型」，用無限的慈悲看世間事，能容忍一切。

要應付瞬息萬變的工商社會，只有不斷自我鍛鍊，否則不但腸胃出毛病，恐怕導致身心俱焚。

腸胃的運作，與情緒互相影響。當焦慮與憤怒時，副交感神經刺激胃酸及胃蛋白酶分泌增加，俗稱胃酸過多，嚴重時，發生自體消化，而形成消化性潰瘍；而憂鬱、失望或無助時，胃酸分泌則大量減低，造成消化不良、氣脹等；當興奮過度，交感神經受到刺激，消化蠕動減緩，則易形成消化不良或便秘。

腸胃不好的人，會使大腦皮質抑制力下降，則不能控制大腦之興奮，於是愛胡思亂想、精神渙散、夜間多夢。

腸胃病患應隨時放鬆身心；吃飯定時定量、細嚼慢嚥；蛋白質、礦物質、維生素之攝取需充分，並選擇容易消化之食物，如加工後之豆製品、米麵、甜度低之水果、嫩而纖維低之蔬菜；不吃刺激性之食物，如咖啡、芥茉、可樂、酒、茶等；還需適量運動及氣功鍛鍊。

「胸腹摩擦法」功法介紹：

用雙手指尖按摩腹部，由中央向兩側滑動，如圖一、二。

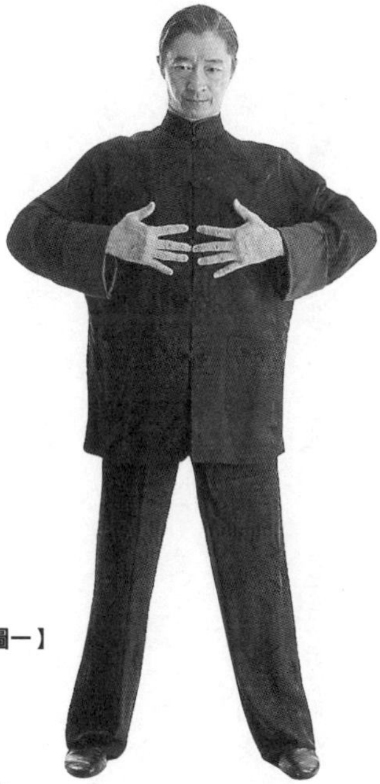

【圖一】

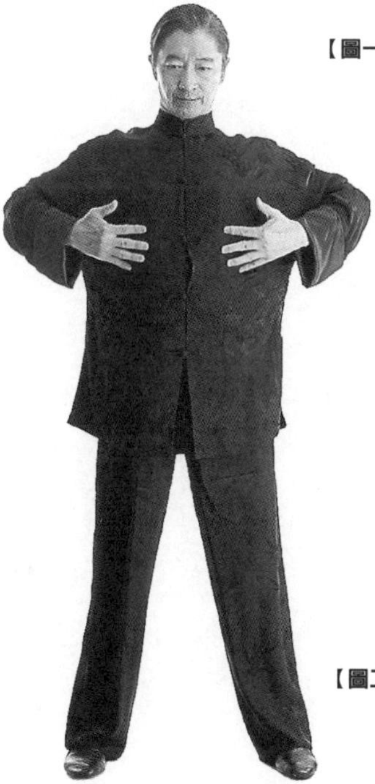

【圖二】

肺者氣之本也

人類生存的能量來源有四：陽光、水分、食物及空氣，其中以空氣最為重要。而所謂「肺者氣之本也」，吸收天地清氣，吐出體內濁氣，維持身體之新陳代謝，全仰賴呼吸系統。

台灣地處亞熱帶，濕氣重，加上空氣汙染，罹患呼吸道疾病者非常多。其分為感染性的，如肺炎；也有過敏性的，如氣喘；也有腫瘤或其他器官不健全所引起的，如心衰弱引起的肺充血、肺水腫等；甚至有情緒因素引發的，如壓力造成的呼吸困難症。據專家統計，這種病症隨著工業社會的發展，有增多的趨勢。

無論是屬於哪一種疾病，根本的治療方法，就是鍛鍊我們的呼吸器官，使其強壯起來。有些醫院，甚至採用腹式呼吸、六字訣及運動，來做氣喘患者之復健方法，效果頗佳。

按照陰陽五行之説，肺屬金，脾胃屬土，土生金，脾胃與肺息息相關。有慢性胃炎或胃潰瘍者，也常患氣喘或感冒，這與西醫的理論，認為是副交感神經之作用不謀而合；所以，我們用氣功治療肺疾時，肺與胃之鍛鍊，最好能同時進行。

肺弱者，往往也有肩背疼痛、怕冷、易感冒及小便頻繁等現象。如果是過敏性的疾病，必須注意環境有無過敏原，家中不要鋪地氈，灰塵常拂拭，窗簾、棉被常換洗，不要養貓狗，環境需通風。

我們可用放鬆功、太極拳、八段錦、腹式呼吸及六字訣中的「嘶」字訣，來強化我們的呼吸功能。

「嘶字訣」功法介紹：

1.吸氣，仰頭，手提至胸前，如圖一、二。

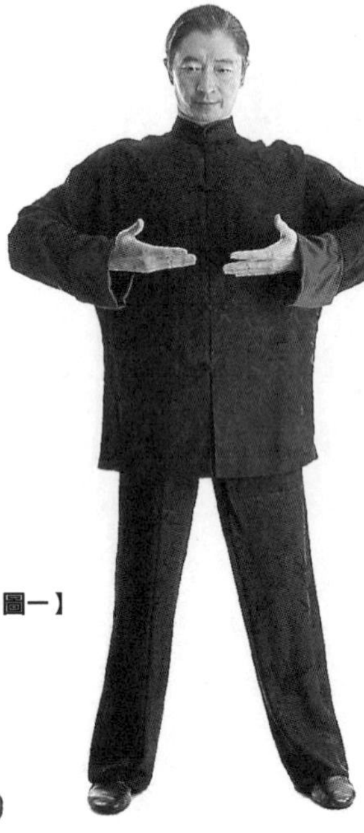

【圖一】

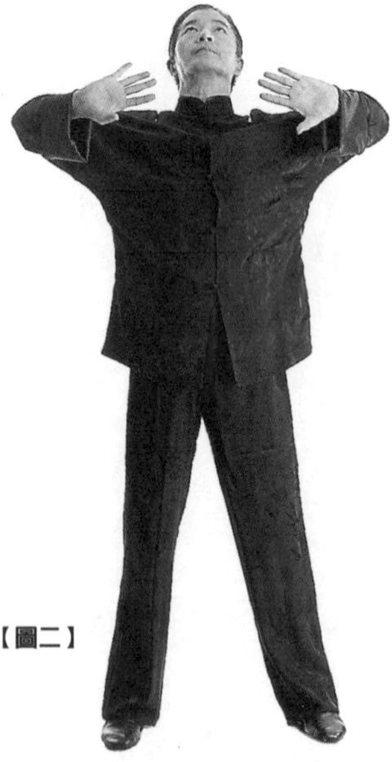

【圖二】

2.呼氣，兩手分左右推出，頭略低，如圖三，以「嘶」字訣，吐氣不發聲。每次做6或12次。需緩慢，如有氣不順之現象，先用腹式呼吸把氣調順了再繼續練習。

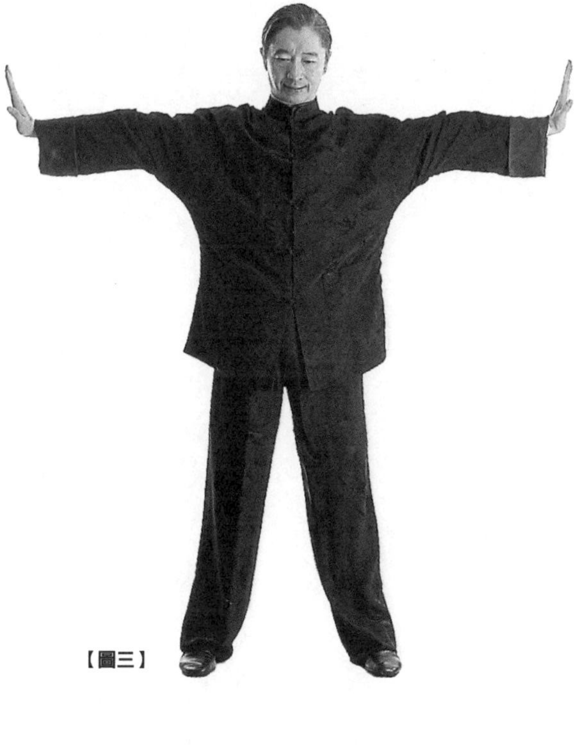

【圖三】

靜能息火氣

在炎炎夏日裡，最常被談起的痼疾就是「火氣」，在西方醫學中找不到「火氣」的實體，而傳統醫學中，「火氣」卻可以解釋許多疾病現象。

五臟六腑皆有火，正常之火指的是維持生命現象的動力，而當受到內火及外火之侵襲時，所發生的生理機能失調的狀態，謂之「火氣」。內火是指喜怒哀樂等情緒變化，而外火則指風暑濕熱等環境變化。

而火氣又有虛實之分，人在極疲憊時，消耗五臟之氣，則產生虛火，而營養或精力過盛則為實火，如高血壓、腫瘤等所生之火。火氣造成的失調非單一器官，而是全身性的。比方說，肝實火，會造成口乾苦、頭暈、體弱等，心虛火，有失眠、盜汗、四肢發熱等現象，胃火過旺則有嘔吐、口臭、齒齦腫痛、易飢等症狀。

另外，火氣還會產生易怒、神志障礙、神昏譫語等神經失控現象，難怪夏天中「火爆浪子」時有所聞。

有一位弟子上山求訪高人，想要探究養生修道之術，一晃眼三年逝矣，而高人只是默默不語，弟子悵然而返，他不明白其實「不語」正是高人所指點的，不語即保持安靜，不單外在形體言語的靜，心思更要隨時求靜。而所謂「心靜自然涼」，能夠安靜，自然能息火氣。昔日，華佗曾曰：「世上有一藥能治百病，即『靜』也」，求靜方法很多，我曾教述過的打坐調息或靜臥皆可。

息火氣的「嘻字訣」功法介紹：

1. 鼻吸氣時，雙手掌向膻中升起，仰頭，如圖一。
2. 鼻呼氣時，雙手在臉面前劃圓，如圖二。

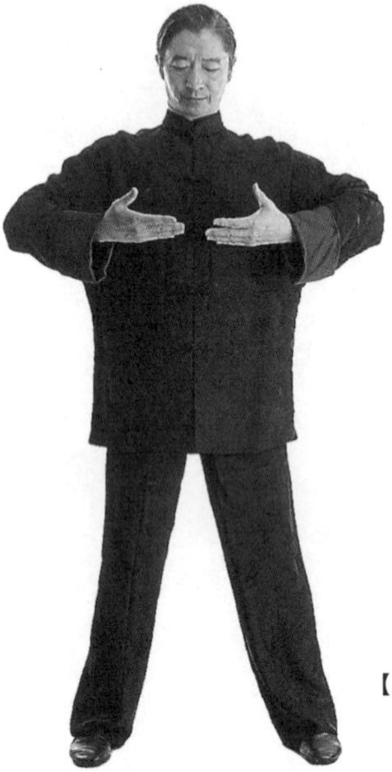
【圖一】

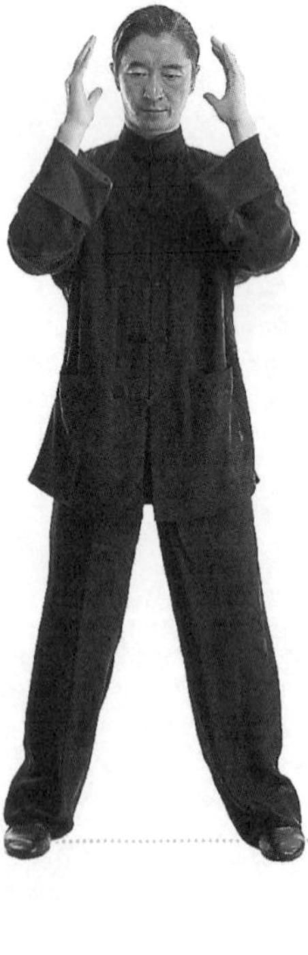
【圖二】

3.鼻再吸氣，雙手撫面，抬頭，如圖三。

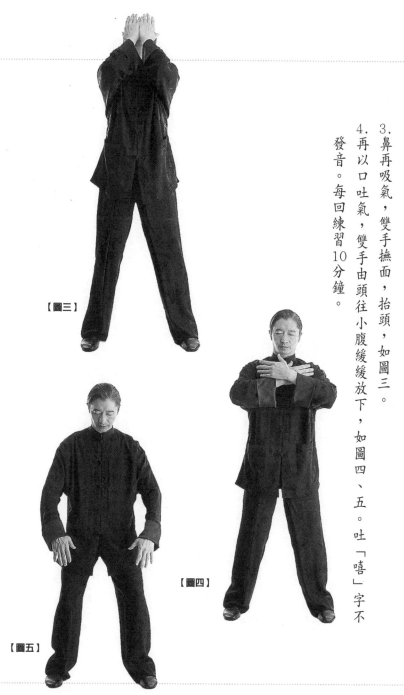

4.再以口吐氣，雙手由頭往小腹緩緩放下，如圖四、五。吐「嘻」字不發音。每回練習10分鐘。

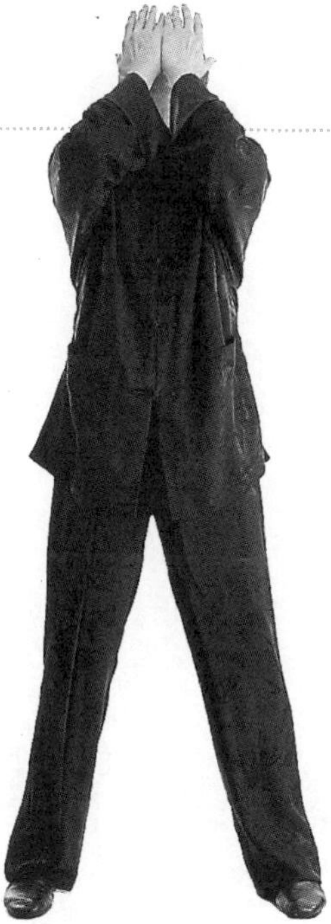
【圖三】

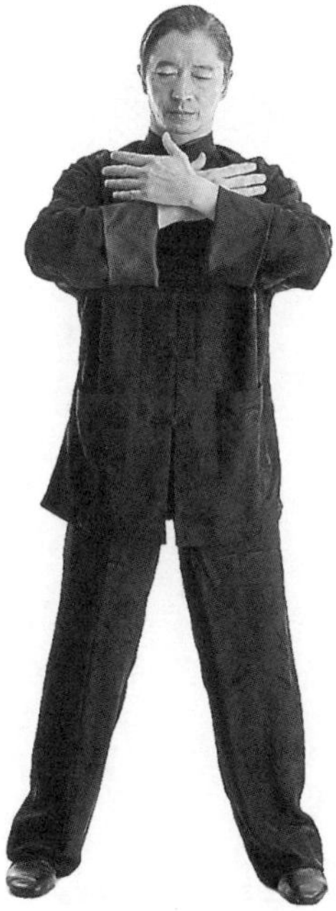
【圖四】

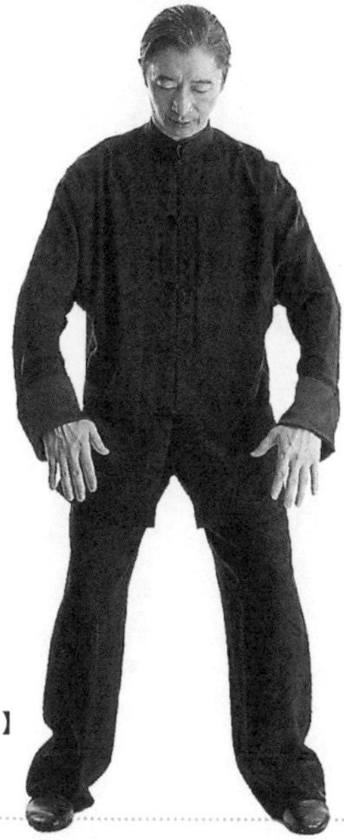
【圖五】

柔，敗中取勝

老子不斷提醒人柔弱的力量，認為水是「萬物之至柔」，卻又能攻破任何堅硬的東西。

可能會有許多人懷疑，柔順在今日高度競爭的社會中，是否行得通，會不會因此吃大虧或一敗塗地呢？老子對此早已有解答，他說：「受國之垢，是謂社稷主；受國不祥，是謂天下王」，能夠承受污辱及災禍的人，最後才能成功，也就是懂得忍一時之氣，不與人爭強鬥狠的人，最後才是贏家。

我們在練習太極推手時也可領悟到柔順的道理。太極推手是隨圓就圓，隨方就方的，它沒有自我，是順著對方的力而起反應，結果力量反而更大；就好像水在流動時，沒有自己的方向及形狀，表面是柔順的，無為的，但它又無所不為，仍然川流不息，最後自能水到渠成。

現在介紹一個功法，上班族可利用上班空閒之餘練習，練習時需使心境及軀體盡量保持輕鬆柔軟，那麼疲勞很快消除，並能體會出以柔克剛、敗中取勝之玄機。

功法介紹：

1. 立姿或坐姿均可，全身放鬆，頭下垂、閉目，如圖一。
2. 吸氣時頭抬起左轉，眼往左後方瞧，如圖二。

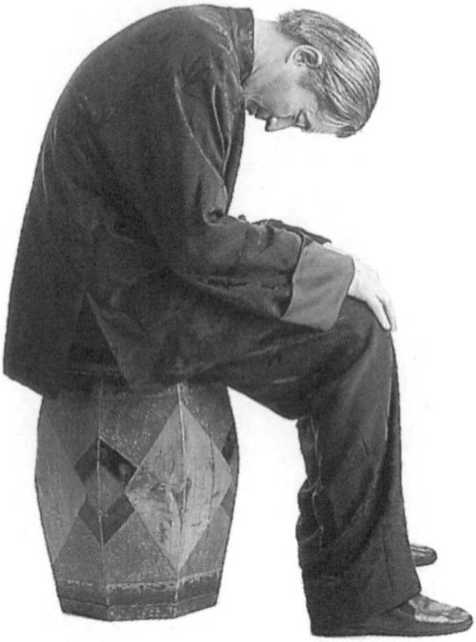

【圖一】

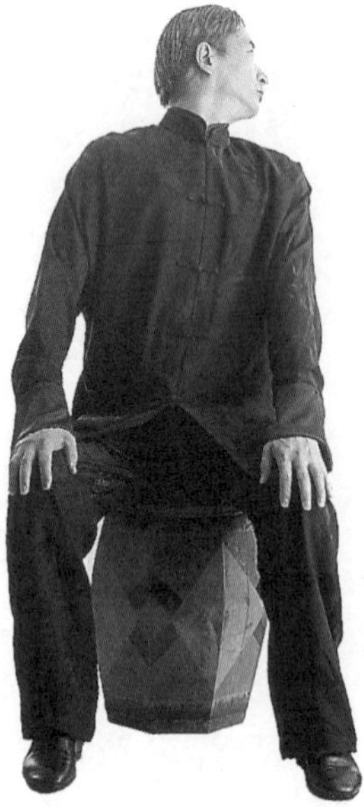

【圖二】

3.呼氣時，頭回復下垂閉目放鬆，再吸氣抬頭右轉，眼往右後方瞧，如圖三、四。再呼氣、頭下垂閉目。

4.左右來回各五次，不求急速，緩慢進行。

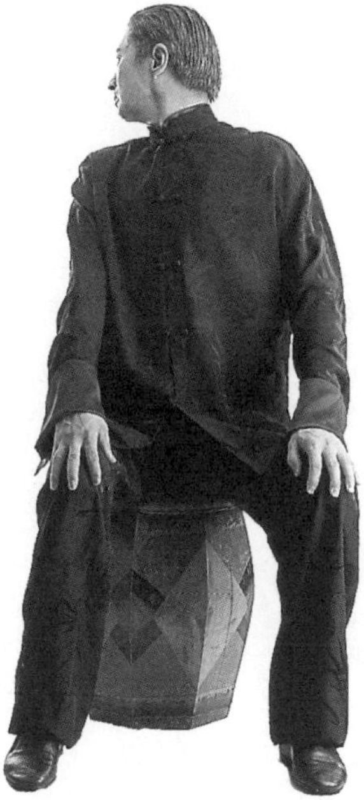

【圖三】

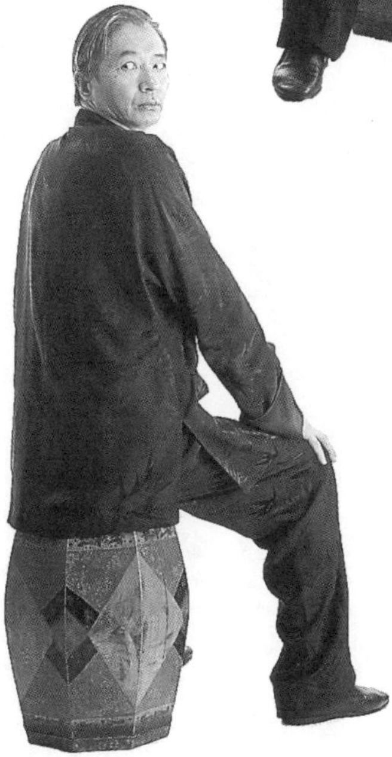

【圖四】

城市隱者，鬧中取靜

我們的老祖先早已發現靜的妙處，他們觀察屹立不動的大樹，還有行動緩慢的動物如烏龜、大象等，壽命及再生力都十分旺盛。禪定中也講求靜，所謂「空中生妙」，「無中生有」，「空」及「無」都是由靜而來，心中如果能平靜如止水，一絲小草落入心湖能泛起串串漣漪，思想細膩，感知力及直覺力皆將超乎常人。

一個內心平靜的人，面容安詳，內心滿足，「落寞」、「空虛」都將成為遙遠的名詞，心靈之門逐漸開啓，而通曉人生更深層的意義及目標，進而找到源源不斷的生活動力，努力與成就將超越表面及浮淺的層次。

我們如何培養「靜」的功夫呢？忙碌的現代人，一天到底能抽出多少時間靜坐呢？我們必須培養「在塵不染塵」的心境，不但能靜坐，還要能靜站、靜臥及靜行。在嘈雜的環境中，心慌意亂或狂歡作樂時，仍能隨時把心靜下來，求靜並不一定要找尋靜處，要在我們心內求得。

但有些人問，越想靜心卻越亂，不知如何是好。當我們靜坐時，先放鬆身體，然後靜靜調息，把意念輕輕放在小腹的呼吸起伏。有雜念出現靜靜地觀照著，毋須著急，再回頭注意放鬆調息，慢慢地就能體會出靜的三昧。靜坐可盤膝坐，如圖一，一氣渾圓。也可端坐椅上，如圖二，水火交融。疲倦或生病時，可靜臥，如圖三，臥龍養珠。

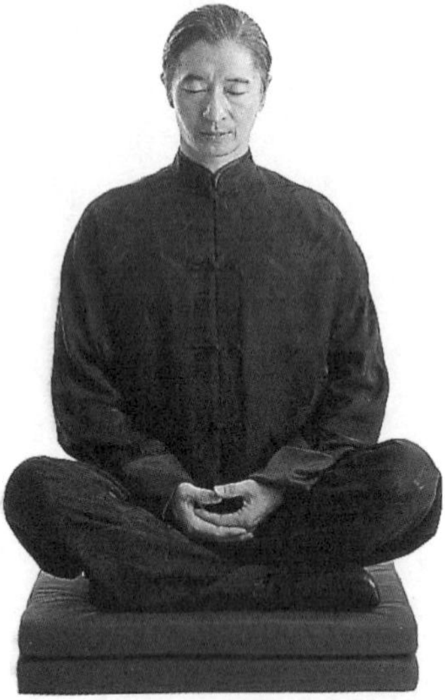

【圖一】

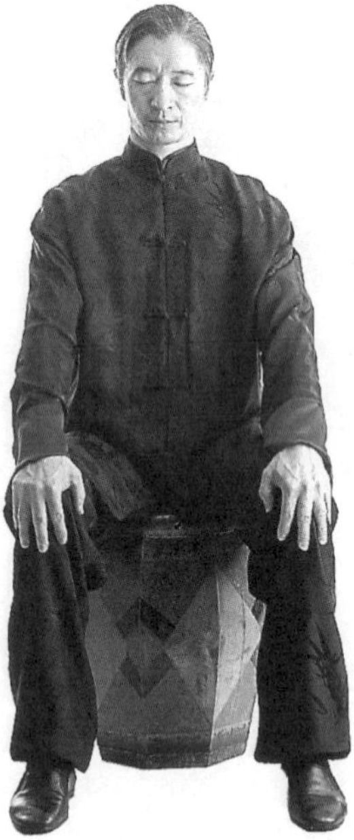

【圖二】

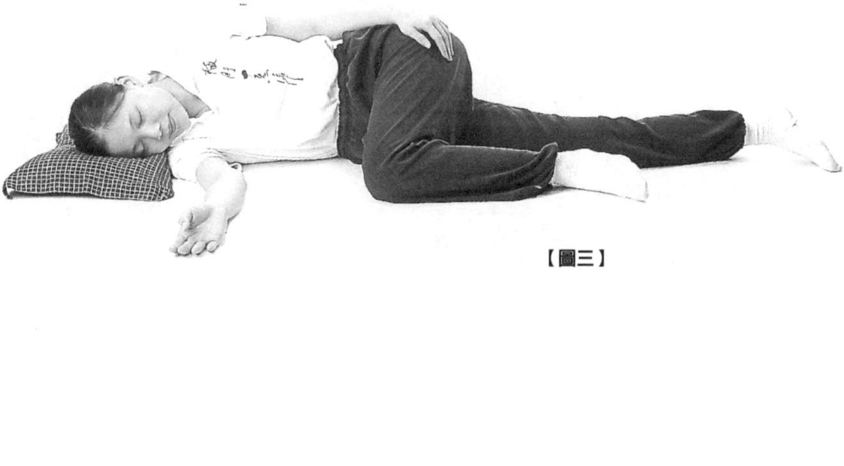

【圖三】

尋因慎食，自療頭痛

有一位傷心的村婦懇求耶穌治療她昏迷不醒的孩子，耶穌本著慈悲心，用手撫摸她的孩子，並為他禱告，當孩子甦醒時，耶穌對村婦說：「我能讓他醒過來，但要好好地活下去，得靠他自己。」許多人生病求醫，雖然治好；卻因心境及生活形態依然如故，而使舊疾復發，甚至變本加厲。

今天談一個令人頭痛的疾病，即「頭痛」。頭痛是人類最常有的毛病之一，許多疾病都伴有頭痛症狀，如高血壓、鼻竇炎、青光眼等，還有純粹的頭痛，如偏頭痛、精神性頭痛、驟發性夜間頭痛等。

歷史上最有名的頭痛人物，就是曹操，曹操四十歲開始有頭痛的症狀，二十年間，發病多次，華陀認為他腦內有血塊，建議他開腦，但被其所拒，最後一代梟雄終於痛苦至死。今日有些醫學專家根據古載，認為他患的是「慢性硬腦膜下血腫」，而以宗教觀點來看，曹操的頭痛未嘗不是「因果病」，事實上，所有的疾病都是其來有自的。比方說，緊張操勞過度、猜忌多疑或算計害人，還有喝酒抽煙、晨昏顛倒等壞習慣，而治病便要針對這些「因」來下藥。

西藏的一位高僧羅桑倫巴當年在遭受日本人酷刑時，雙腿被踩斷，他用冥想的方法承受痛苦，他想著幼時牽著風箏，在原野上奔馳的情景，把自己轉移到另一個時空，痛苦因而減輕到極限，這種精神轉移術也是一種修行的法門，能夠產生意想不到的能量，進行身心的修補與汰換。

容易頭痛者應少食肉類，偏頭痛患者勿食乳酪、巧克力、蔥蒜、雞肝等會刺激交感神經亢進的食物。多喝溫開水，訓練細長慢勻的腹式呼吸，可按摩太陽穴或湧泉穴，湧泉穴在腳底，頭痛時用鼻息法及丹田—湧泉灌氣法自我治療。

鼻息法及丹田—湧泉灌氣法：

1.鼻息法：右半邊頭痛，則吸氣時，以右手指蓋住右鼻孔，以左鼻孔吸氣，呼氣時仍以右手指蓋住左鼻孔，從右鼻孔呼氣，並意守痛處。反之亦然，視各人病情5～20分鐘。

2.丹田—湧泉灌氣法：吸氣時，意守丹田，呼氣時意守湧泉穴。做三次，然後做二次全身放鬆功，交替運用不計其數。

寻因慎食，自疗颈痛

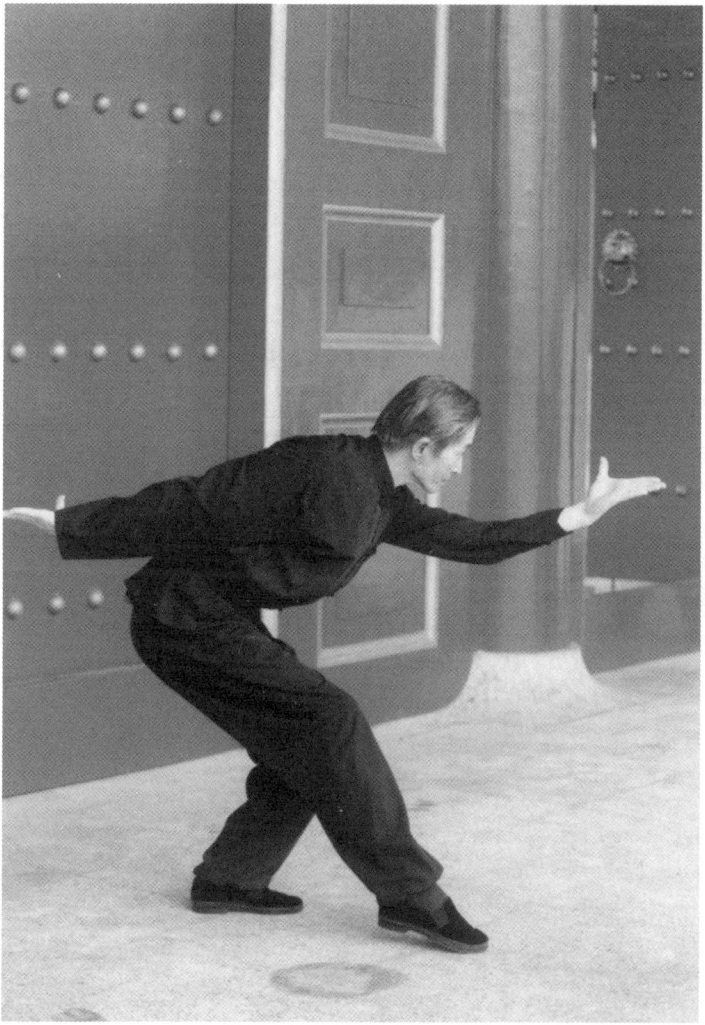

決心、耐心、信心，治糖尿病

話說當年，諸葛亮問張飛：「爾何所懼？」張飛曰：「不畏天地，不懼生死。」諸葛亮笑曰：「不然！」於是在手掌心寫一字示張飛，張飛一看不竟失色，原來孔明在手上寫了一個「病」字。病幾乎是人人都怕的，尤其是慢性病，可以把一個人的豪情壯志消耗殆盡，患病並不可怕，重要的是，我們如何預防，如何面對及克服它。

糖尿病是慢性病之一，有些人將其視為無藥可救之絕症，但治癒之病例不乏其例，如胡適先生，就是其一。

糖尿病之發生，據醫學報導，以肥胖少運動者居多，目前社會生活富裕，患者有增多的趨勢。其病理原因為胰島素絕對或相對之分泌不足，而引起糖類、脂肪及蛋白質之代謝紊亂，如血糖過高、脂肪合成減少、蛋白質代謝亢進等。主要的症狀有三多——喝水多、吃飯多、及尿多。另外有疲乏消瘦、無氣力、皮膚瘙癢、陽萎、便秘、視覺障礙等症狀，繼而併發心血管、神經、腎臟、泌尿系統、眼睛等病變。

糖尿病患者，除了需依照醫師處方吃藥治療外，在生活上也應做一番調整。飲食注意定食定量、少食多餐，以不吃糖為原則，偶而可用糖精或阿斯巴代糖等人工甜味替代，少食鹽，攝取適當之可溶性纖維，多吃根莖類、全穀類，及綠色蔬菜，可多吃西瓜，需慢慢減肥。還有心情盡量保持平靜，煩燥焦慮、悲哀憤怒都會使病情惡化，可常常練習靜站、靜坐或靜臥。最主要的一點，就是多運動。早上起床做吐納、打太極拳、飯後甩手、散步。慢性病是需要靠決心、耐心及信心才能治癒的。另外我介紹一個太極功。

功法介紹：

1.兩手輕含太極尺，畫圓，往前力量放在前腳，後腳根提起如圖一。

2.往後時，坐後腿，前腳尖抬起，如圖二。

3.前後交替練習，保持動作緩和，每回練習10分鐘。練習時呼吸調順，往前時呼氣，往後時吸氣、規律而緩慢，漸漸可體會出氣佈周身，內在外在皆在氣罩之中。

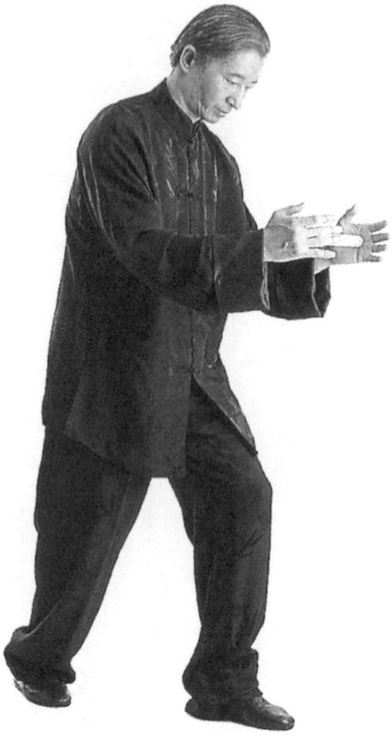

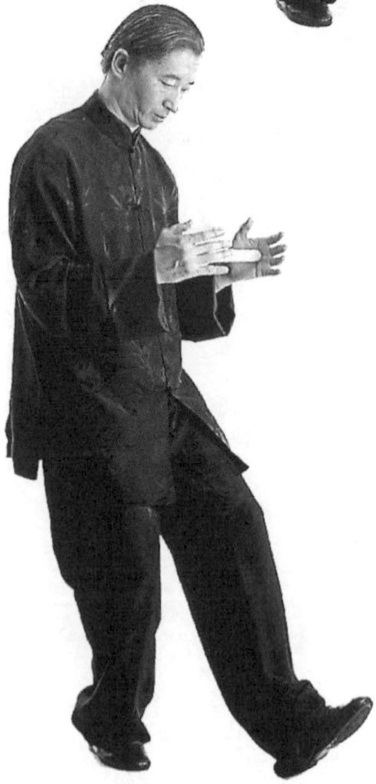

【圖二】

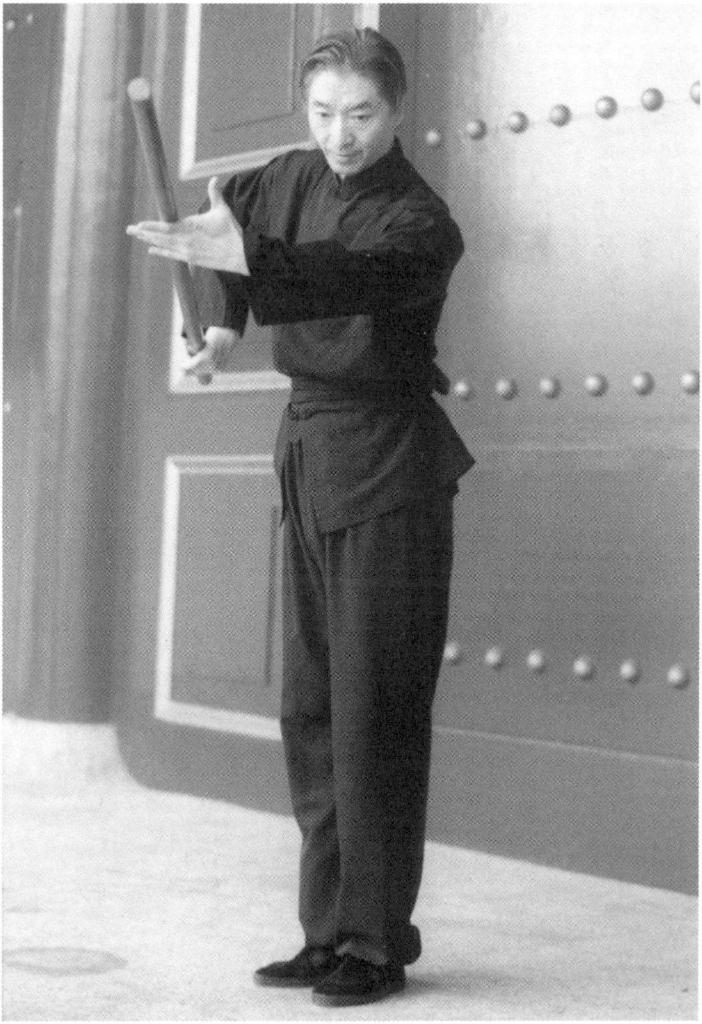

曲中求直，調整自我

佛家認為許多身心疾病，都是由業障累積而來，而業障並不一定都由前世帶來，今世不注意修身養性，照樣在累積業障、蠶噬靈肉。事實上，只要靠精進的修行，就可以消除業障，而逐漸改變身心狀態。

消除業障病，首先就是要懂得如何自我調整。調整生活型態及習慣，例如早睡早起、遠離不良嗜好、注意飲食並配合練氣，以汰換我們血液中的毒素。然後調整心態，例如培養自信心，調伏貪嗔癡、克制嫉妒心，並能樂天助人。

「曲中求直」功法介紹：

1.立、坐（以只坐1／2椅面爲宜）皆可。

2.吸氣時雙手握拳，沿體側上升至腋下，成擴胸姿勢，同時頭部向上仰，如圖一、二。

3.吐氣時全身放鬆，手心朝下緩緩放下，如圖三、四。

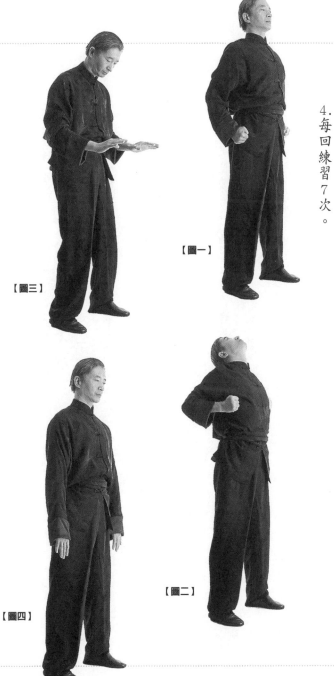

4.每回練習7次。

【圖一】

【圖三】

【圖二】

【圖四】

洗髓經，滋養脊椎

人類與動物身體構造最大的不同是，人類一直是站立的，脊椎骨承受的壓力比動物大許多，所以最容易出毛病的，往往就是脊椎骨。

脊椎由二十六塊骨頭組成，而由椎間盤節節相連。椎間盤中心是軟凍膠狀的，可使脊椎彎曲，並且有承擔壓力，及避震緩衝的作用，我們在走路或活動時，不會因震動而傷害到脊椎骨及中樞神經。但人老化時，其會收縮變形，使人彎腰駝背，甚至變矮。

有些人還未上年紀，但因長久不運動，使椎間盤漸失彈性，加上經年磨損，逐漸形成裂痕。常聽到有人一臉無辜地說，他只是提一籃菜或彎下腰撿個報紙，背就直不起來了，這是因椎間盤中心之膠體擠出來了，而造成背部之劇痛、背肌痙攣，甚至壓迫到神經，而引起四肢或內臟之病變，所以保持椎間盤之彈性是十分重要的。

平時在行住坐臥當中，要注意盡量減少椎間盤承受之壓力。比方說，因工作需長期站立者，如教師或櫃檯人員，站立時，用腳墊或矮凳墊在一隻腳下，把重心放在另一腳，身體稍微前傾，隔些時候，就換腳。坐時，臀部盡量往後靠椅，並在下背部襯一塊背墊。睡覺時，可在頭部及膝蓋下方墊一塊枕頭，或把床下半部抬高，可減少背部張力。提重物時，應全身放鬆，盡量靠近物品，蹲下先深吸一口氣，再提起，盡量用腿力，而不用背力，拿著後，再換氣。

「背手開懷」功法介紹：

1.身後十指相叉，吸氣時，慢慢挺胸，兩臂後伸，抬頭，盡情伸展，如圖一。

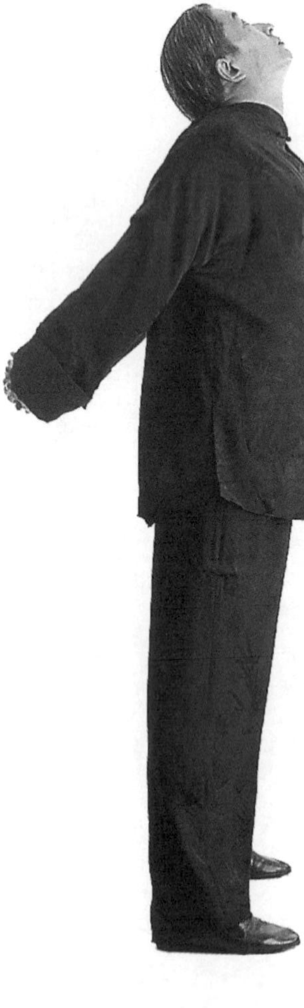

【圖一】

2.吐氣，頭手腰順勢回正，全身放鬆，如圖二，然後調息片刻。

3.此功法乃洗髓經功法之一，練久氣走脊髓，不但增加椎間盤彈性，並可用氣滋養脊髓。

4.此功法要領：一定要配合呼吸，否則便成爲一般體操了。每回練習10分鐘。

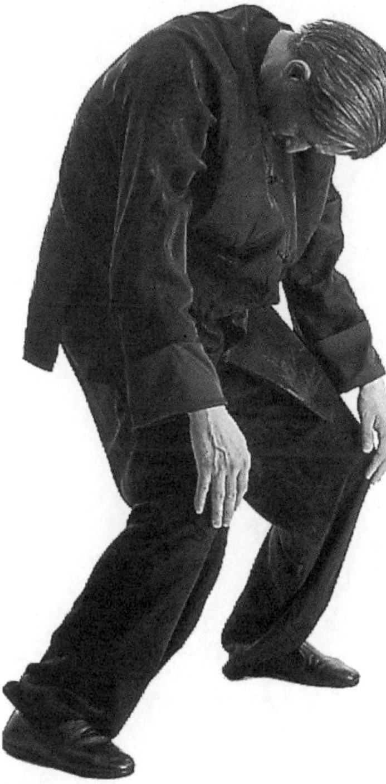
【圖二】

腰痠背痛

腰痠背痛及頸肩僵硬，幾乎是現代中、老年人的通病；說起來好像不是大病，卻像天天背著沈重的包袱似的，如影隨形，好不難受。這種病痛大部分是長時期的不注意而累積出來的，所以必須長期矯治才能根除。有時一開始只是外表的筋肉痠痛，久了痠痛處便成了弱點，風寒、濕氣都容易由此進入骨骼，甚至五臟六腑，而形成疾病，因此不能忽略小的腰痠背痛。

首先，我們先自我省思及檢查，生活起居是否規律？是否有適度睡眠及休息？工作是否過於繁忙？是否長期處於緊張狀態？心胸夠開朗嗎？站臥坐姿正確嗎？鞋子合不合腳？枕頭會不會太高？床會不會太軟？體重是不是又增加了？此外，有些臟腑疾病也會造成身體表層的疼痛。例如，胃病引發背痛，腎臟疾病造成腰痛，而肺病使肩膀及背的上部疼痛，還有神經質的人特別容易全身到處痠痛。

當我們發現腰痠背痛時，是一個身體情況走下坡的警訊，必須開始注意保養及鍛鍊了；但不要做太激烈的運動，雖然會得到一時紓解，卻累積了更多的肌痠及勞累。應隨時注意放鬆及調息，內外兼養。練完功，把汗水擦乾，並喝一大杯溫開水。若有胃、腎或肺疾的情況，可時時摩擦患部。

功法介紹：

1.跪坐床、榻或草地上，腰背弓起，頭低下，全身放鬆，如圖一。

2.身體緩緩下趴到底，如圖二，再向前伸，抬頭吸氣，如圖三。

3.呼氣時，頭緩緩垂下，身體回縮，背弓如貓，如圖四。

4.此法要領：動作要緩慢，呼吸均勻自然，每做完一個動作即調息片刻。

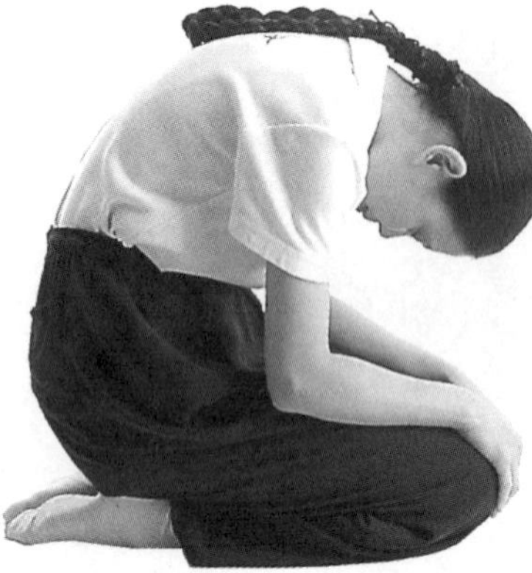

【圖一】

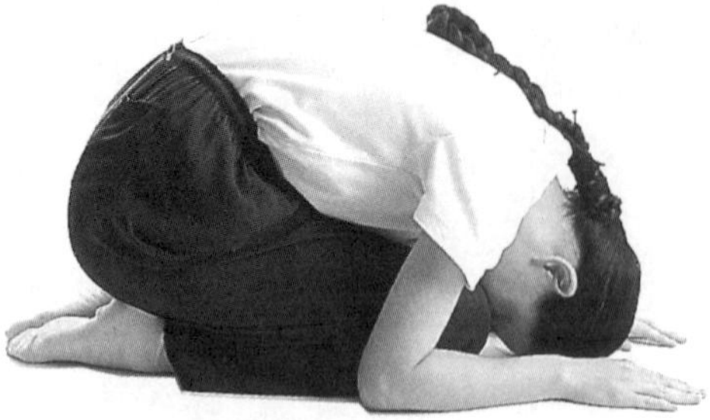

【圖二】

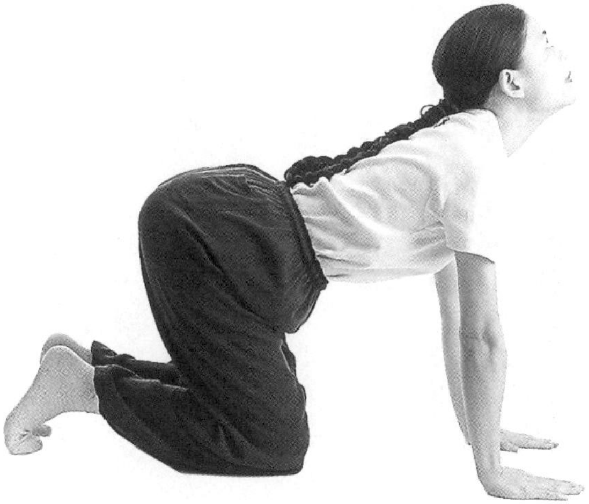

【圖三】

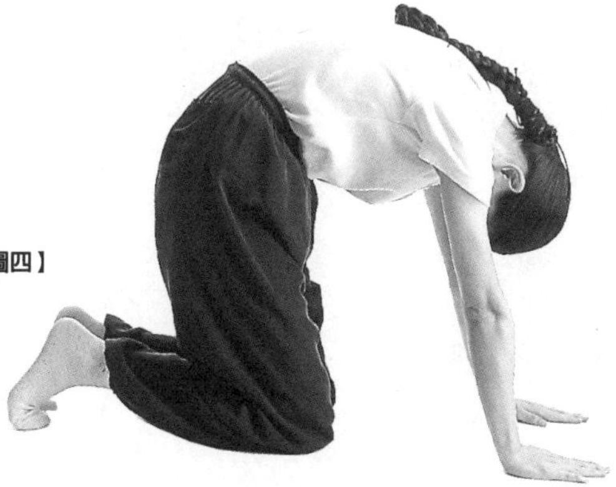

【圖四】

少「坐」多「做」，防坐骨神經痛

有些人會突然發現自己腰部、臀部開始疼痛，甚至蔓延至大、小腿後外側及腳尖，有的還發麻、發脹，有時是持續性鈍痛，有時又突然如針刺般疼痛，教人坐立難安，此時要考慮可能是坐骨神經痛。

根據醫學記載，坐骨神經痛發生原因很多，可分為原發性及繼發性兩類，原發性坐骨神經痛即坐骨神經炎，主要是和神經間質發炎和受冷、病菌感染有關。繼發性坐骨神經痛主要是由鄰近組織病變所引起，如腰椎間盤突出症、腰椎滑脫、髖關節炎、腫瘤、懷孕等。

現代上班族坐辦公室的時間過長，還有年輕的學生為了準備一連串之考試，每天臀不離座，而一般人的休閒活動，卻又往往只是看電視、看電影及打電動玩具，或與朋友坐下來聊天等。

現代人很少有活動筋骨的機會，所以坐骨神經痛的病患有增多的趨勢，而容易一不小心閃到腰背、扭傷臀部、大小腿的人更是比比皆是。總而言之，我們就是「坐」得太多了，我們應開始培養少「坐」多「做」的習慣，即離開座椅，多做運動。

「圓潤通達」功法介紹：

1.併腳下蹲，雙掌貼地，如圖一。
2.深深吸氣，而後吐氣，雙膝前滾觸地，來回10～24次，如圖二、三。
3.再吸氣，抬臀，將膝蓋打直，以手心觸碰腳背如圖四。
4.依法，每回重複練習7次。
5.做完後，順勢起身，散步片刻。

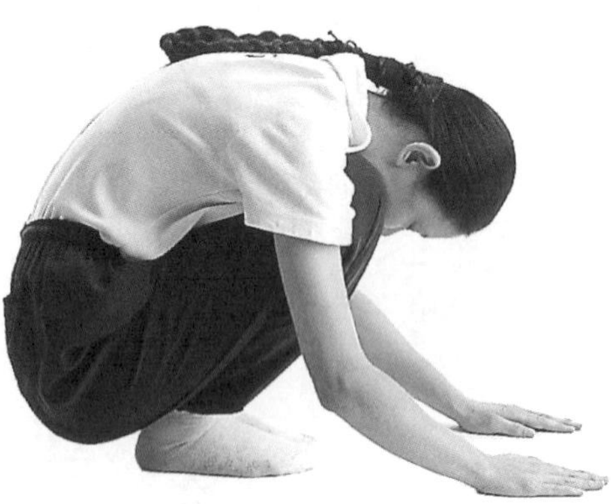

【圖一】

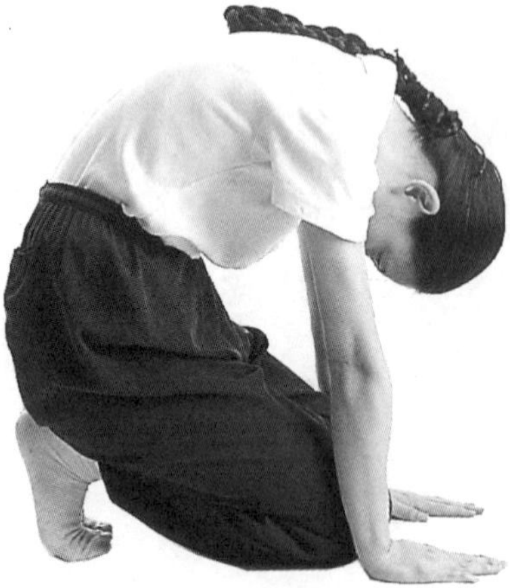

【圖二】

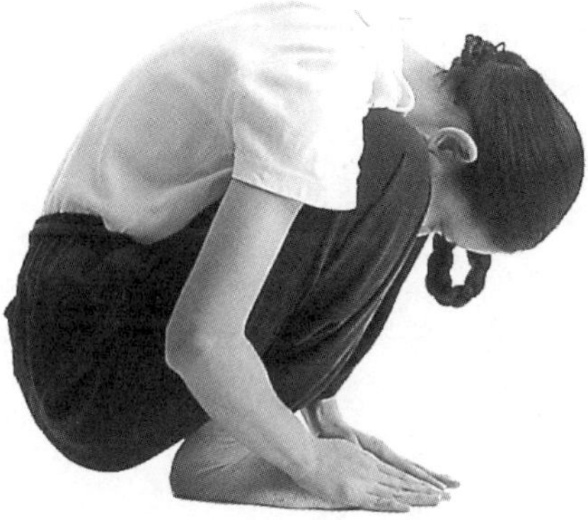

【圖三】

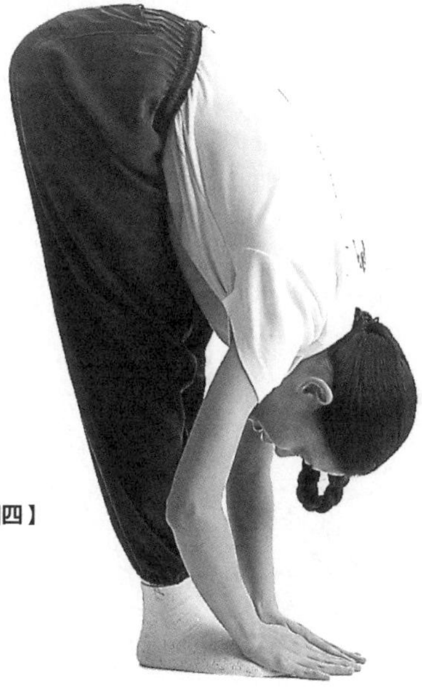

【圖四】

6.練功要領：以緩慢爲宜，剛開始蹲不下者，不要太勉強，兩腿分開一點，一次蹲一些，不久就能全蹲下去。

功補治膝關節炎

在醫學對某些慢性病痛束手無策之下，許多民間偏方應運而起，西藥固然被批評為治標不治本，及有副作用等弊端，但是每一種西藥上市前皆經過精密之實驗，其藥理、藥性，及可能產生之副作用至少在人的理解範圍。偏方雖也有治癒者，但藥性沒有經過定性、定量，確也無從掌握，而且有些不肖商人更以「美國仙丹」——類固醇或其他禁藥摻雜於草藥中蒙騙病人，服用偏方而使病情延誤惡化者，也有所聞。

科學對慢性病症之醫療尚未突破，而偏方又未必牢靠，那麼我們應如何打擊病魔呢？俗語說：「藥補不如食補，食補不如功補」，當個藥罐子固然無法使身體壯實，把病歸咎於業障，聽任發展又失之消極怠惰，而我們老祖宗研究出來之養生術，既有實際療效，又無副作用，卻為現代人忽略，令人納悶。

今天我想跟各位談談慢性病之一——膝關節炎之「功補」法。

膝關節炎有退化性關節炎，發生原因有年老、運動不良及受風寒等；還有鏈球菌感染引起的風濕性關節炎，及自體免疫疾病的類風溼性關節炎，或全身性疾病所引起的關節炎，如痛風、糖尿病等急性發炎時，往往有紅腫熱痛之現象。而進入慢性期時，會覺得膝蓋隱隱痠痛、發冷，天氣轉冷或潮溼時，痠痛加劇，而且不良於行，十分難受。

我的師父曾告訴過我，要看一個年紀大的人身體好不好，觀其膝蓋靈活度便可略知一二，如果人到了七老八十仍能「疾行如風」，年老便不可怕了。

膝疾患者應避免提重物或做劇烈的運動，減輕過重的體重，避免吹冷氣，須住在溫暖乾燥的環境。

功法介紹：

1.摩擦法：摩擦雙手，使掌心發熱，再摩擦膝蓋，摩至舒適。

2.抱腿伸腳：(1)吸氣時，抱腿，大腿貼胸，小腿貼大腿，腳尖面上勾，如圖一。(2)呼氣時，腿伸直用力，然後緩緩放下、放鬆，如圖二、三。左右腿交替練習，每回練習10分鐘。

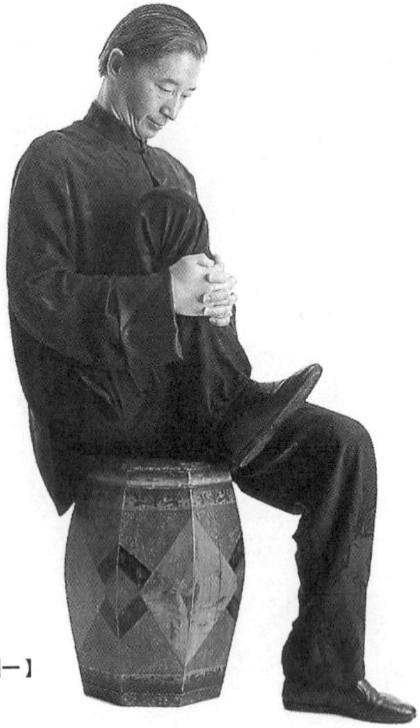

【圖一】

3.此二功法可使氣運至膝部，未患關節炎者亦可常做，打坐完畢（尤其是盤膝而坐者）更須做，能預防關節病變及僵硬。

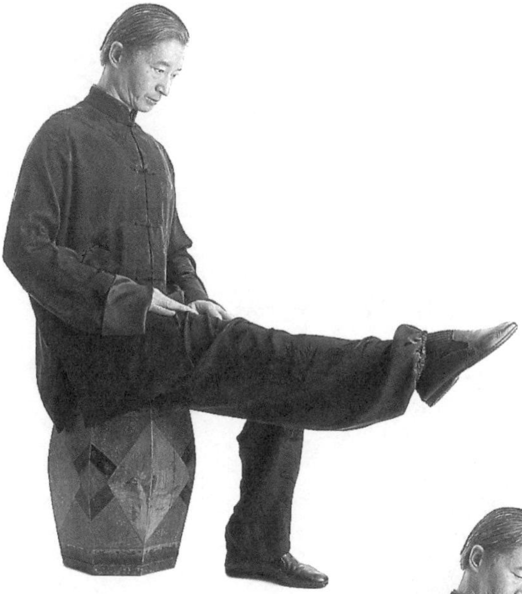

【圖二】

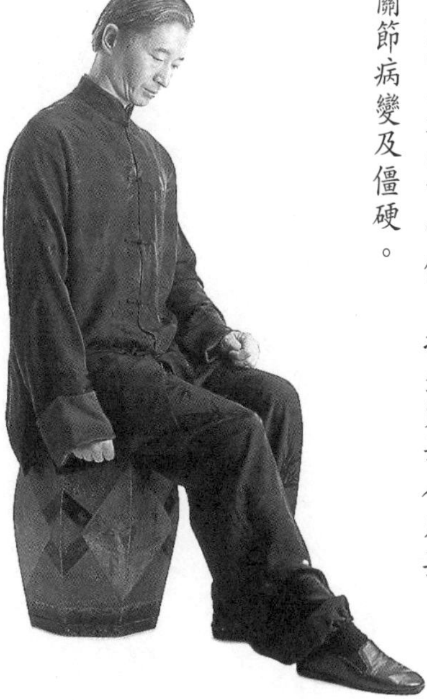

【圖三】

摩腰練氣防腎疾

我耳聞有些政要開會，以憋尿功夫暗中較勁，看誰能在冗長的會議中如廁次數最少，就表示誰較精幹有魄力。當然，或許這只是個以訛傳訛之笑話，但可窺知「腎」的健康與否在中國人心目中之分量。再看看報章雜誌一大堆「腎虧、腎虛」的廣告，不禁覺得奇怪，果真有這麼多人為腎疾所苦嗎？

腎在中國養生學當中，包括了生殖及泌尿系統，被稱為「先天之本」，是臟腑當中最重要的器官，與生長發育、內分泌、骨、耳等皆有密切關係，「腎氣」更是人在生長過程當中的指標，《素問，上古天真論》：「女子七歲腎氣盛，齒更髮長，二七天癸至，任脈通……，丈夫八歲腎氣實……二八腎氣盛……五八腎氣衰，髮墜齒槁……」，而在大陸有些中醫師甚至認為運用補腎，調整腎陰、腎陽之方法，可以提高支氣管哮喘、妊娠中毒症、神經衰弱等疾病之療效。

我跟各位說個故事：從前，有兩位老人閒暇之餘，飲茶下棋，不覺已過半日，其中一位頻頻如廁，而另一位始終保持氣定神閒，未曾一次。於是前者問後者，何以有這般功夫，這位老者，啜了一口茶，笑笑，慢慢道曰：「無他，余乃每天早晚各摩擦腰眼一百零八次爾。」中國傳統的養生方法，都是十分簡易的，而效果全在於是否持之以恆。摩擦的方式，吸氣，呼氣時各摩擦六次，共一百零八次，早晚為之。

「摩腰」功法介紹：

1. 雙手摩擦生熱。
2. 以掌心覆於腰腎，上下摩擦，如圖一、二。
3. 也可手握空心拳，以拳眼覆於腰腎，上下摩擦，如圖三。

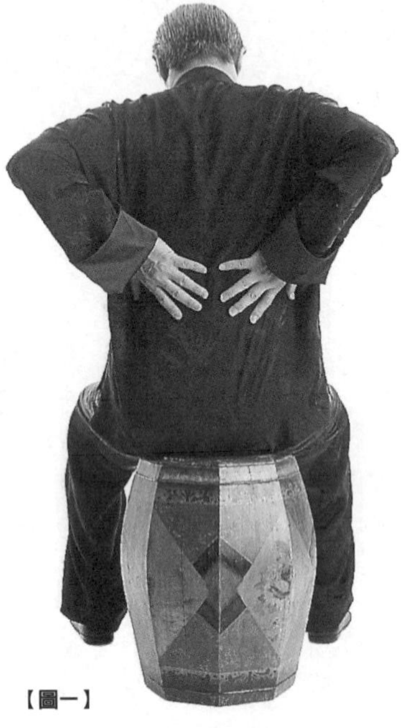

【圖一】

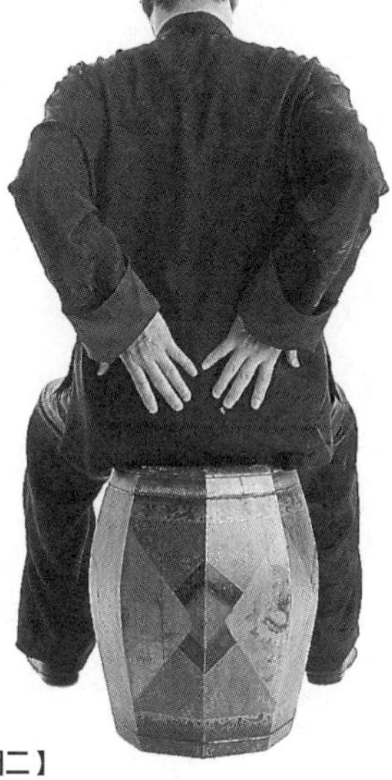

【圖二】

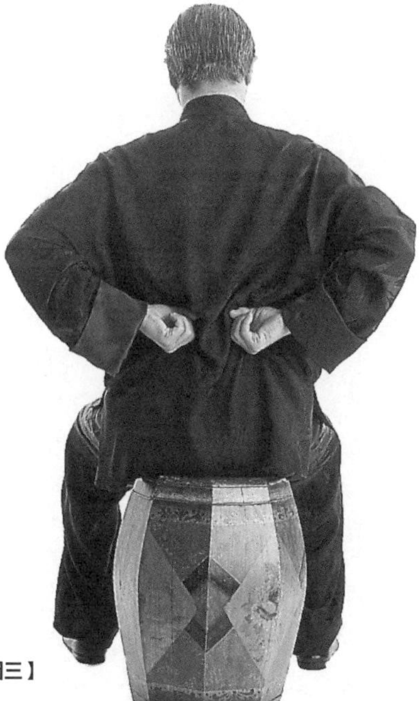

【圖三】

以心相交，以氣相感

有一回，我教學生禁語三日，然後交換心得，學生們都有很好的體會。

剛開始不說話，一般人會覺得不方便。平時我們與人溝通，主要靠言語；不語，利用其他方式，比手劃腳、或紙上談兵，費好大功夫，才能互相了解。後來發現，沒有言語，彼此更能用「心」體會，只要多站在對方的立場著想，在別人還未開口之前，便能知道對方在想什麼、需要什麼，而真正做到「以心相交，以氣相感」了。我想，人類之「默契」便是由此建立起來的。

我還要求學生在爬山、練功或勞動服務時不說話，學生們都能體會出體力及耐力比平時增加許多。尤其是爬山，即使是懸崖峭壁、雜草叢生，都能因大家之意志集中、不浪費元氣，而順利度過難關。

不語也是一種安靜的訓練，先使形體安靜，然後是心思安靜。人類總是生活在是非之中，煩惱也是由此而來。一般人愛談、愛聽，也愛想是非。不說話，廢話減少了，耳根清靜了，連心思都單純了，許多困難就在不語之中自然就解決了。

現在教各位一種棍法，稱「過棍」，能使氣血通暢、筋骨柔韌，常年練習，能預防腰痠背痛、五十肩、關節炎、感冒、高血壓、中風等疾。各位不妨少說話、多練功。

功法介紹：

1.取一長棍，以身體柔軟度爲準，越柔、棍越短。兩手自然握於背後，手心向前，如圖一。

2.不換把，棍由頭上提至前面，然後提一腳，由外轉內叉，如圖二。

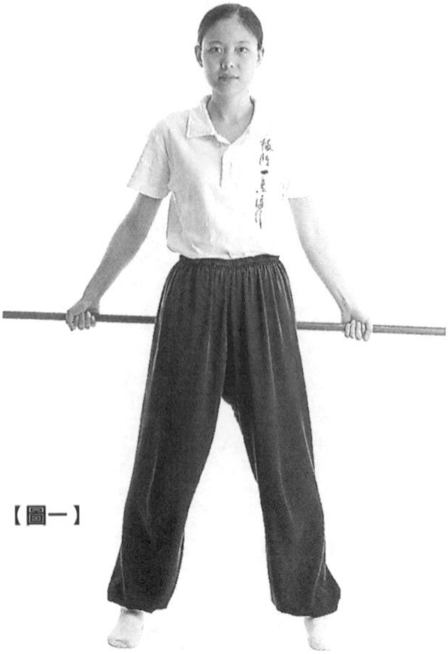

【圖一】

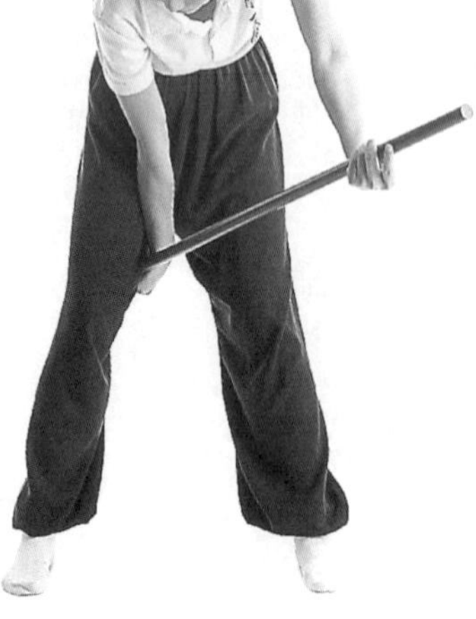

【圖二】

3.人蹲下，一手提棍立起往後穿過頭，如圖三，順背下游，而後站起，棍置於胯下，如圖四。

4.棍一頭在前一頭在後，如圖五。

5.接著後腳提至棍上，回復原狀如圖一。

6.可兩邊替換練習。

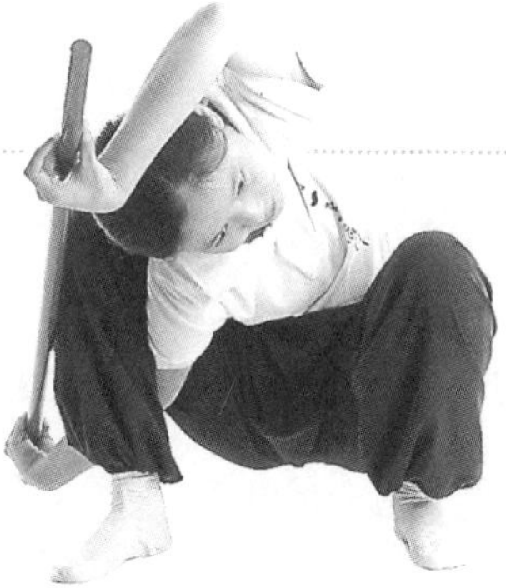

【圖三】

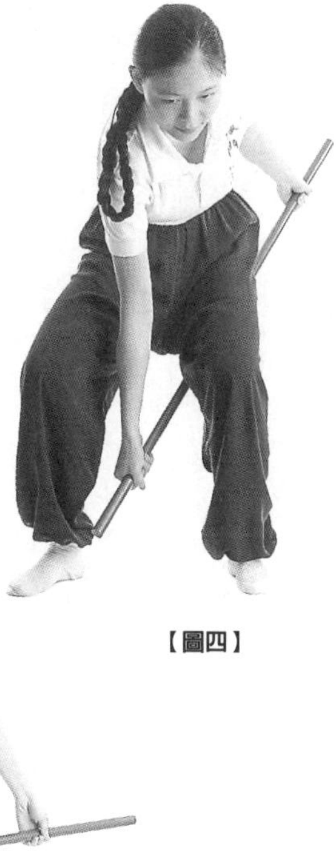

【圖四】

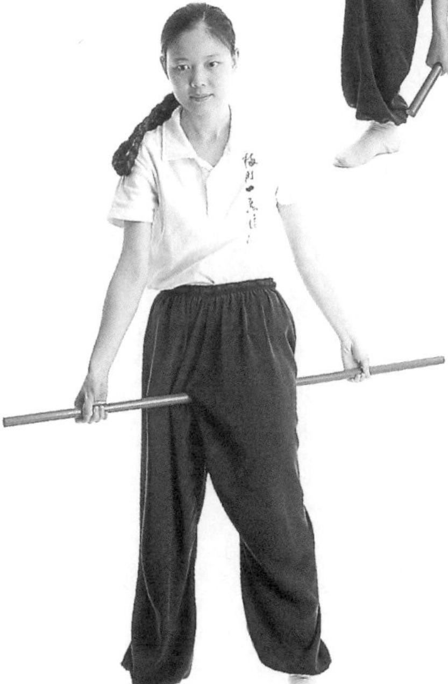

夫妻相處之道

有謂「孤陰不生，孤陽不長」，而夫妻的合作，可陰陽和合，會有不可思議之能量，俗語說「家和萬事興」即是此理。

由於女性自我意識的覺醒，沒有人能再勉強女人做一些不近情理的事，而端賴女人忍氣吞聲、實施三從四德所維繫的家庭基礎，也不復存在。婚姻制度面臨空前之考驗，無論男女都應調整觀念及腳步來適應新的夫妻關係。

雖然「男主外、女主內」之角色劃分，已不再壁壘分明，但分工合作之基本精神是相同的，家庭如同「事業」，而夫妻正如合夥人，需同心協力分擔外務家事，家業才能蒸蒸日上。

古人所說的「相敬如賓」很適合於現代，夫妻應互相尊重禮讓，不可因為已是「自家人」就毫不在乎、惡形惡狀。要懂得「君子之交淡如水」之藝術，唯有承認彼此仍是獨立的生命，不處心積慮的「控制」對方，才能「細水長流」，否則一不小心「相敬如賓」就演變成相敬如「冰」或如「兵」的膠著場面。

套一句閩南俗語，「打妻豬狗牛，怕妻大丈夫」，但女人也應自我檢討，是否不知體諒尊重，是否言語尖刻、出口傷人。怨偶都有訴不完的苦衷，你來我往，戰況激烈。我們應該即時覺悟，不要再跟過去的怨恨及眼前的是非糾纏不清，每個人都有錯，也都有對，不需老翻舊帳，重要的是將來應如何走下去；不要老覺得別人對不起自己，多想想自己的不是，及如何改善，如何使對方好過，也使自己好過。

布袋和尚寫過一首禪詩「手把青秧插滿田，低頭便見水中天，身心清淨方為道，退步原來是向前。」我們應努力耕耘自己的心田、地田及天田，就是指個人心境之修為，要鍛鍊到像地一樣實在，如天一般真切，而與天地萬物渾然一體。唯有這種寬闊的胸襟，才能用各種角度去衡量事情，而領悟到「清淨方為道，退步是向前」之妙境，這種心境不論處理夫妻關係，用於世間一切事，皆能迎刃而解。

現在教夫妻一個互相合作鍛鍊身體之方法，此功法能增長體力，增進脊柱韌性，調治腰背痠痛，培養二人默契。

「互背」功法介紹：

1.兩人背對背，兩手肘部互相勾挽。
2.甲方吸一口氣，用勁帶動乙方前彎，同時吐氣，乙方完全放鬆，讓甲方背起，如圖一、二。
3.待甲方直立後，氣息調順，換乙背甲，如圖三。
4.兩人交替互背練習。注意動作緩慢與平衡。

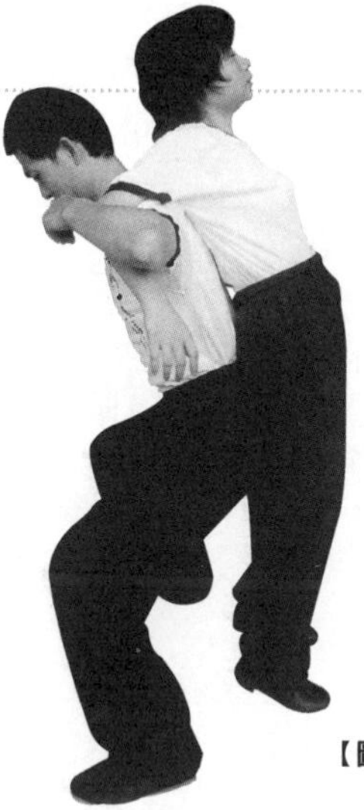

【圖一】

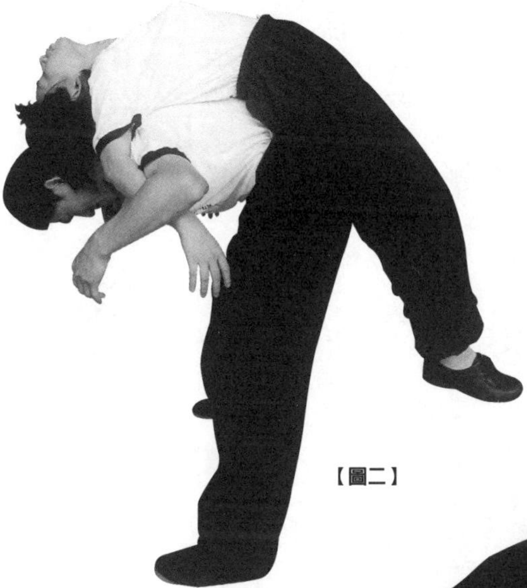

【圖二】

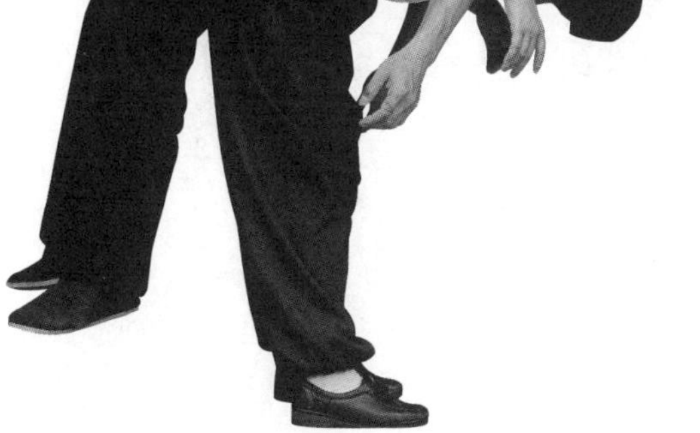

【圖三】

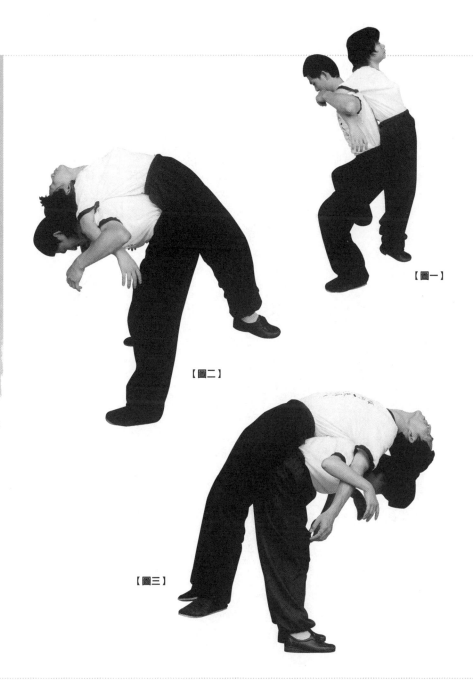

保護靈魂之窗

在宗教的領域中，「光」被視為神秘而蘊含無限的能量，是宇宙的起始，也是生命的泉源。而眼睛，是人類接受光的感官，視覺也成為修行當中相當重要的覺識。

眼睛好像照相機的感光器，把宇宙的光能及影像存入腦中，成為深意識。在禪坐時，有時會看到五顏六色的光，有時會看到一些意境，這些都是我們深意識的顯相，而成熟圓融的深意識便是智慧。當智慧之眼開啓時，我們便一切都了然，無怪乎眼睛被稱為「靈魂之窗」。

很不幸的，台灣民眾，視力不良的比率卻與日俱增，尤其是近視人口，據專家統計，在大學生中，幾乎佔百分之九十。專家認為形成近視的原因，有遺傳性的，也有後天環境造成的，例如看書的時間過長或光線不良，眼睛與書本的距離過近，印刷字體太小，還有現代人愛看電視或玩電視遊樂器等。

一般人認為一旦近視，一輩子都離不開眼鏡了，尤其是所謂的「業障病」，是無法治癒的，但是，在我的理念當中，憑著後天的意志力及鍛鍊，沒有不可能的事。有一位算命先生看我的命盤，認為我應是屬於體弱多病型的，但事實不然。

「明目拉距」視力保健法：

1.伸出一手，雙眼注視食指指端約十秒，如圖一。
2.手收回，雙眼注視窗外某一點，約十秒，如圖二。
3.換手，依同樣方法，再做一次。
4.左右手交替練習，閉目調順呼吸，約半分鐘即可。

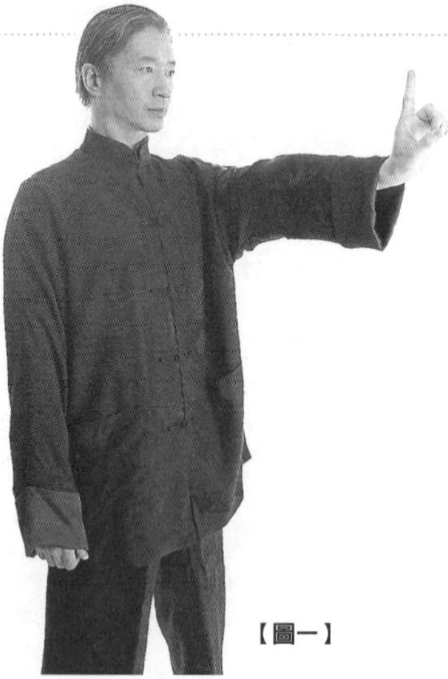

【圖一】

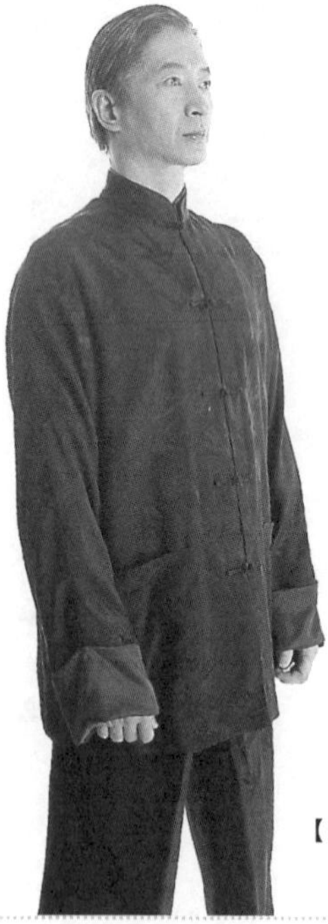

【圖二】

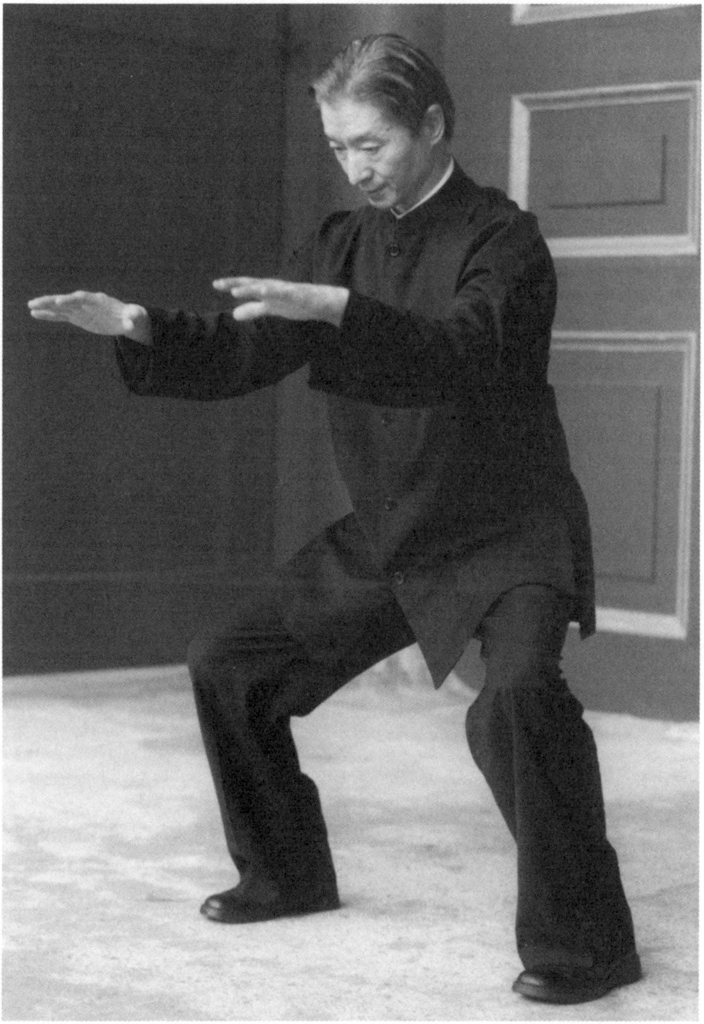

保護靈魂之窗

身教是最「自然」之教育方式

有一回，舜問堯，「天王用心何如？」堯回答：「不放棄窮人，悲憫死者，勉勵孺子，同情婦女。」舜説：「做得不夠完美。」應該是「遵循自然，師法自然，如日月照而四時行，雲行而雨施矣！」

這是道家所提倡之「無為而治」，有些人會懷疑這一套治世之道能否應用於人際關係複雜之今世，其實老覺得別人複雜，本身就已太複雜了，一個能用單純之心觀天下的人，再複雜的人事，都會被過濾篩除，而仍保清淨。

所謂「無欲則剛」，「無欲」是最基本的處世之道，做一點事，就想得到好處，當然會覺得到處是障礙，到處需技巧。

大自然因為無私，所以能無心，春暖夏熱，萬物滋長，不是為了慈悲或自己的好處，秋冬寒冷，一切凋零，也不是要懲戒或不高興，一切是自然運作而非造作，所以大自然能天長地久，永不脫軌失序。

父母教育兒女也是一樣，我們觀所有禽獸哺育兒女，兒女幼時，盡心照顧，甚至不惜犧牲性命，兒女一旦長大，便主動把兒女送出家門，使其獨立自主，這是合於大自然的現象，只有人類會牽腸掛肚，長嘘短歎；而更奇怪的是，人類卻又是言行最不能一致之生靈。父母常教訓兒女應如何，自己卻始終做不到，其實，教育兒女，最好的方法，就是「身教」。

對待兒女，不需耳提面命，嘮叨不休，只須要求自己做到不亂發脾氣，不情緒化，有公德心，守法守份，對自己的父母體恤問候，不嗜財如命，唯利是圖等。漸漸地，我們的下一代就會耳濡目染，受到最好的影響，這些比逼兒女有口無心的背誦一大堆教條更有用，也是最「自然」的教育方法。

現在來教一個功法，父母可以幫助孩子做，此法可使孩子發育健全，身強力壯，不易生病，對肺功能有極佳之效用。

「拉黃包車」與「倒立」功法介紹：

1.讓孩子兩手扶地，大人提起孩子兩腳，使其兩腳懸空，兩手撐地，如圖一。

2.習慣後令其用手行走，如圖二。從兩步、四步、六步直至二十步便已相當不錯，不可心急，視其能力慢慢求進。

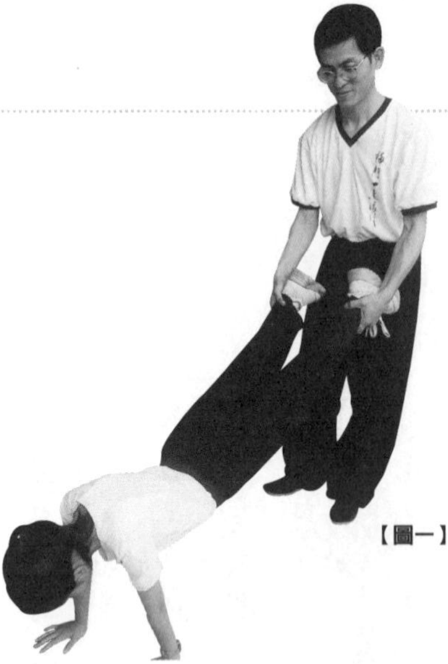

【圖一】

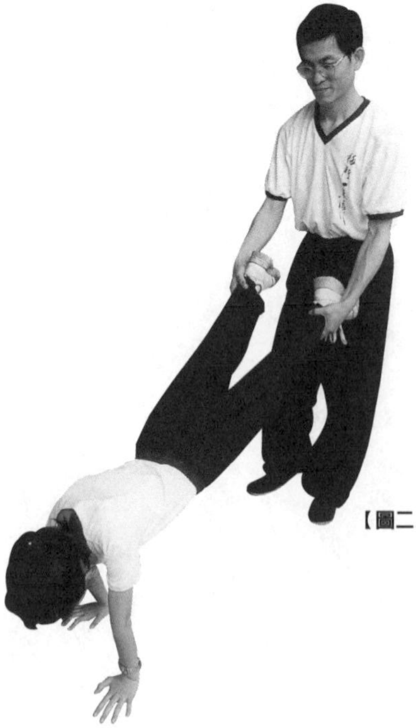

【圖二】

3.待氣力已足，逐漸把兩腳提高做直立狀，如圖三；習慣後能自行靠牆倒立，如圖四。

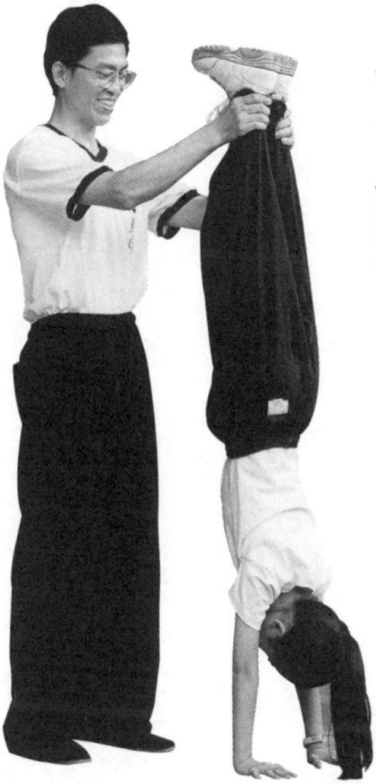

【圖三】

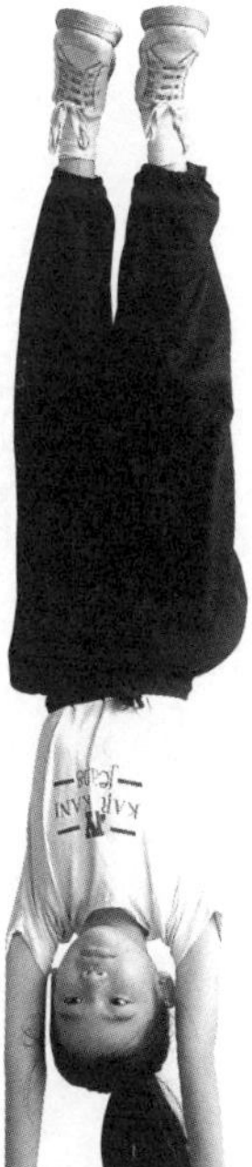

【圖四】

降龍伏虎，強健孩童體魄

現代家庭由於孩子大多只有一、兩個，因此教育方式也由傳統的「放牧式」，演變成今日的精緻教育，一點一滴地照顧得無微不至，就怕孩子被時代的巨浪所淹沒。但是，一不小心就會演變成過分溺愛，結果，孩子不但無法成為真正的強者，反而沈淪於父母愛的漩渦之中。

父母教育孩子應用「不放而放」的態度，也就是絕不放棄，但也絕不勉強；抱著「盡之在我，成之在天」的心境，盡心照顧只為盡天職，而非為了自我成就的延續，也不是壓迫式的造就孩子。

給孩子們一個自我成長的空間，就像國畫中「留白」的藝術。試圖把自己的意識思想，填鴨式的灌注孩子，恐將徒勞傷心。讓孩子有獨處、自省及選擇的機會，不要老以為他們還小不懂事，而剝奪了他們自發自省的自由，因而無法自然成長。俗語說：「要想小兒安，時常飢嚇寒。」過分的照顧，使其成為膽小怕事、自私自利，或暴躁易怒之人，父母是難辭其咎的。

今天教各位兩個功法，很適合教小孩，一是降龍功，一是伏虎功。孩子練之，不但體魄強健，心智也能變得剛果堅毅，遇壞人能從容應變，遇弱者能從旁協助。

「降龍功」和「伏虎功」功法介紹：

1.降龍功：⑴兩手握拳抱腰，然後跨前一步，一手同時提至額前，如圖一。⑵此時後腿跟著撩起，如圖二、三，開始撩不高可以慢慢來，兩腿隨撩隨行。

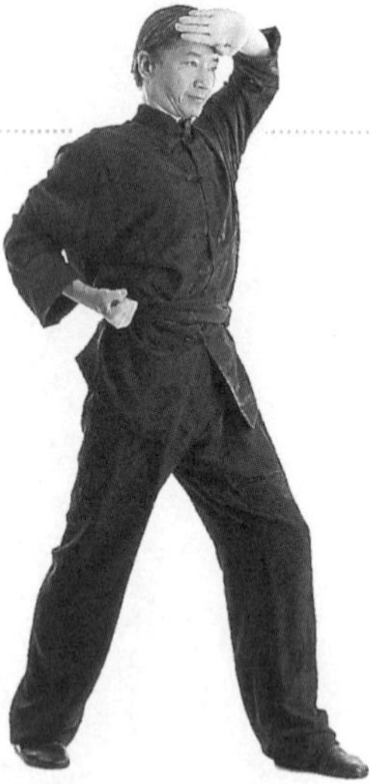

【圖一】

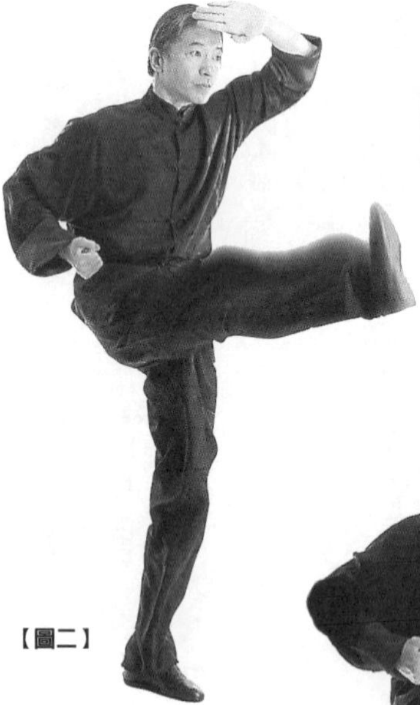

【圖二】

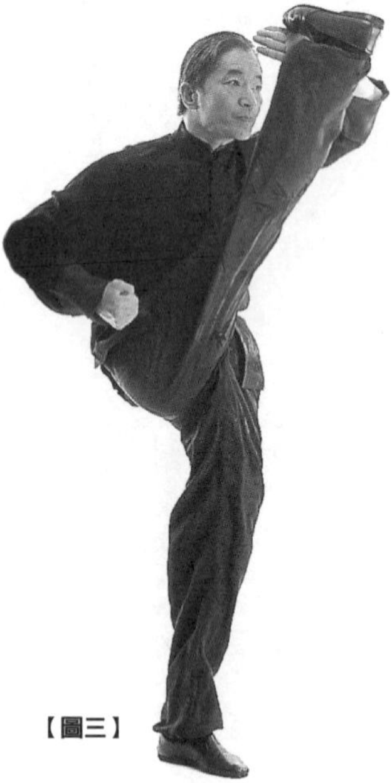

【圖三】

2.伏虎功：立正，兩手由下往後，由上往前，同時提起一腿如撲物狀，如圖四，接著把腿伸直撲下，如圖五，如猛虎般緩緩前行，兩腿接替。

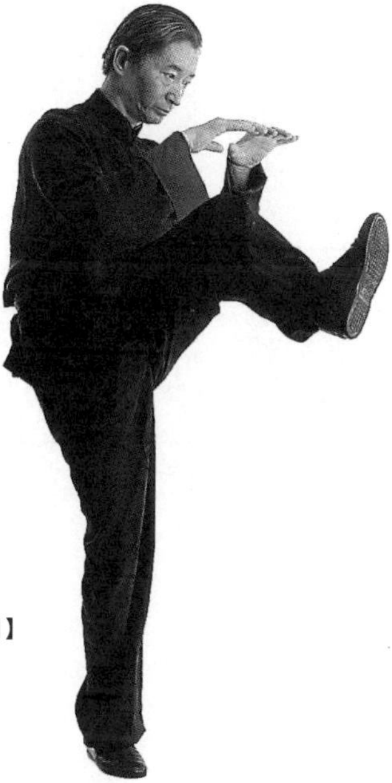

【圖四】

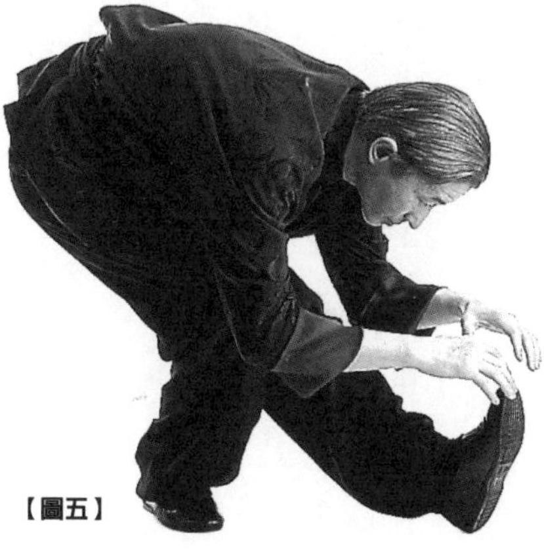

【圖五】

高矮乃內心之顯現

身高絕大部分決定於遺傳因素。生長能力在受孕剎那就幾乎注定了，通常父母高的，孩子也較高，父母矮的，孩子也較矮。既是天生，不必在意，高矮程度，與人之成就、人緣之好壞，以及心胸之寬廣並無關係，所以高者勿沾沾自喜，矮者勿自矜自憐，接受自我，肯定自我是最重要的。

各位應該有此經驗，與朋友相交，初次見面，在直觀上，或許會有外形高矮胖瘦美醜之感官，但相處久了，卻也不覺得什麼，而剩下的是內在惺惺相惜之感受。

有些人，雖然高大，但是行為乖戾、舉止毛躁，就讓人覺得矮了大半截；但有些矮個子，態度莊嚴平和，真誠坦然，就讓人覺得高人一等。高矮其實不在外表上的顯現，而是在氣質及精神上之反應。

有些長輩會鼓勵矮小的孩子，說「個子矮沒關係，只要好好努力讀書，以後賺多一點錢，就是人上人。」這種鼓勵方式是有缺失的，讓小孩子自幼就認為個頭不大就是一種缺陷，只有拚命努力去贏過別人、騎到別人頭上才能出人頭地，有所彌補，這種讓孩子始終背負著自以為矮小之烙印的教育方式，會適得其反的。

身高與後天之營養、運動也很有關係，據統計，我們下一代之年輕人就比上一代的人要高出一截！因為人們越來越講究營養之調配和適度之運動，專家指出，運動適度，可以刺激生長激素分泌，但過度之運動，其生長激素在運動前後沒有太大之差異。

現在來介紹可使內外氣質轉變之功法，以平常心練之，莫急切。

「遊牆法」功法介紹：

1.貼牆，兩腳分開與肩同寬，運用背與臀部之交替運作，如爬蟲類往下滑遊如圖一。

2.此時兩腳慢慢離牆，直到臀部坐地如圖二。

3.放鬆調息一會兒，再用同樣方式往上遊升，至直立貼牆，調息一會兒，再往下走，交替練習一次或數次，視個人體力，以舒適爲準。

4.此功法可使脊柱正直，質性強韌，體格健壯，助長身高。

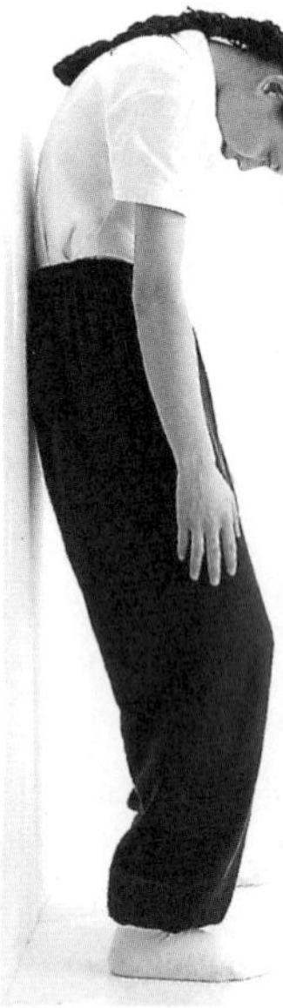

【圖一】

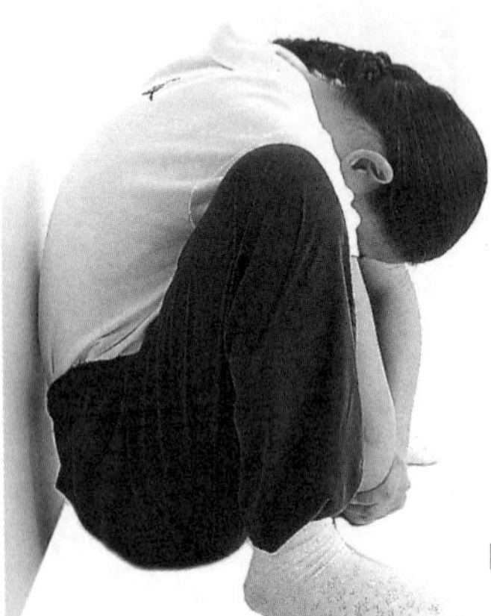

【圖二】

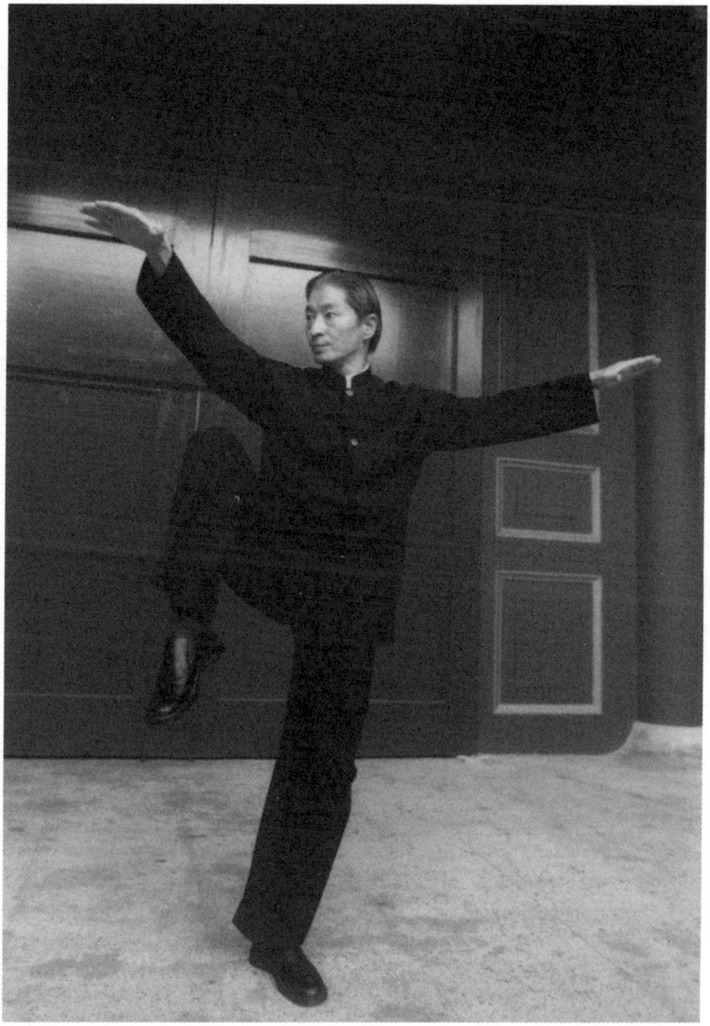

苦行，金雞獨立功

古之得道者，無一不經過「苦行」。所謂苦行，即「忍人所不能忍，行人所不能行，放人所不能放」。亦即不斷超越自我。古人說：「順成人，逆成仙，只在中間顛倒顛」，隨性而為，永遠只是個普通人，而能與自己的劣根性背道而馳，才能成長。

苦行並不限於紅塵或山林，視個人緣法。有些人天生是出家人，年輕時就在山中行。有些人在紅塵打滾，半生操勞，了盡責任後，才退居深山。而有些人卻於世間及山林來來去去。但是，重要的是，修行最好要有一段時間與大自然為伍，雲遊、隱居，甚至閉關。

我們觀大修行人，如達摩、密勒日巴，及近代得道之高僧虛雲老和尚等，不是在深山踽踽獨行，就是長時間居崖洞、住茅篷，沒有錦衣美食，也沒有五彩繽紛的排場，過著比普通人還普通的生活。以前是農業社會，環境及人皆比現代單純，尚且需要入山潛修，何況身處今日人事紛雜之工業社會，若不潛修默練，要想自度度人，只怕兩頭落空。

虛雲老和尚就曾說過：「比丘住山佛歡喜，住在鬧市佛擔憂。」上山可以得到清靜之道場，有助心靈之淨化，唯有不斷澄淨再澄淨，才能接收天地之靈氣，與天地合而為一。現代人身心脆弱，山中居的確是一種考驗，也是一種苦行，但也是「精進」之方法。

修行還需兩腿行，現在介紹一套「金雞獨立功」，可增強腿力、耐力及輕身功夫。

「金雞獨立」功法介紹：

1.吸氣提肛，兩手如翅，兩邊提起，同時提一腿，成獨立狀，如圖一。

2.吐氣兩翅收於腳尖，同時腿升直，緩緩下蹲，如圖二。

3.緩緩站起收腿，吸氣提肛，回復原狀，如圖一。然後成立正姿勢，再練習另一腿，如圖三、四。開始身不輕腿無勁，但心不急，練一段時間，便能成功。

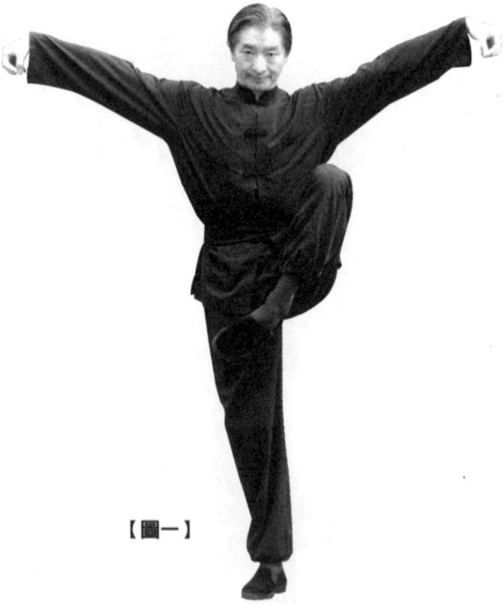

【圖一】

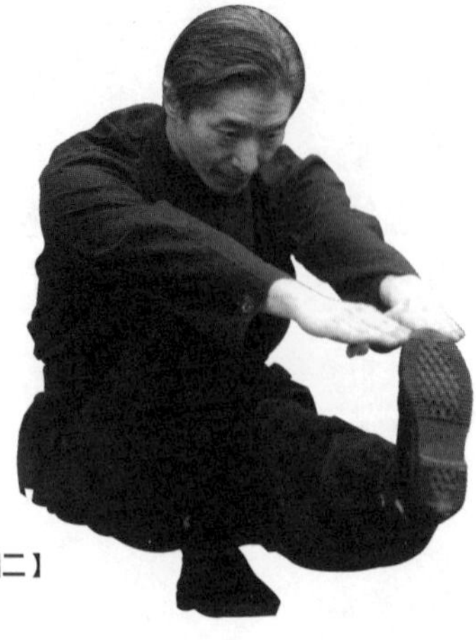

【圖二】

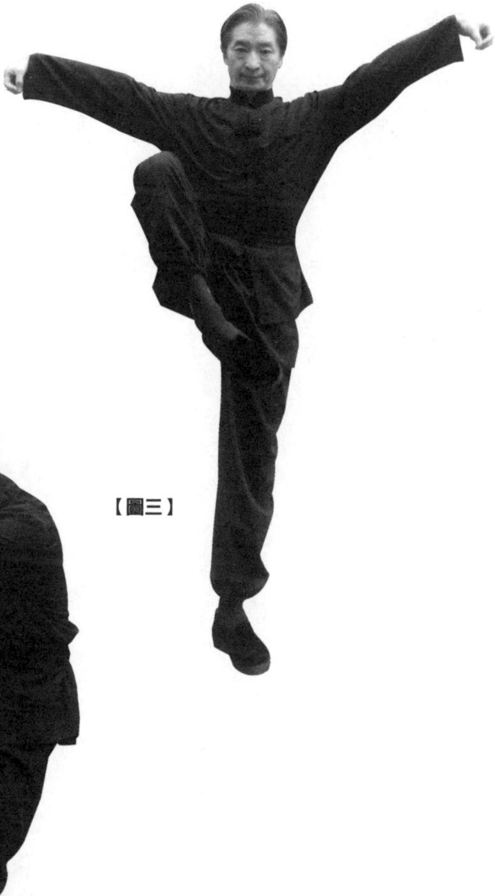

【圖三】

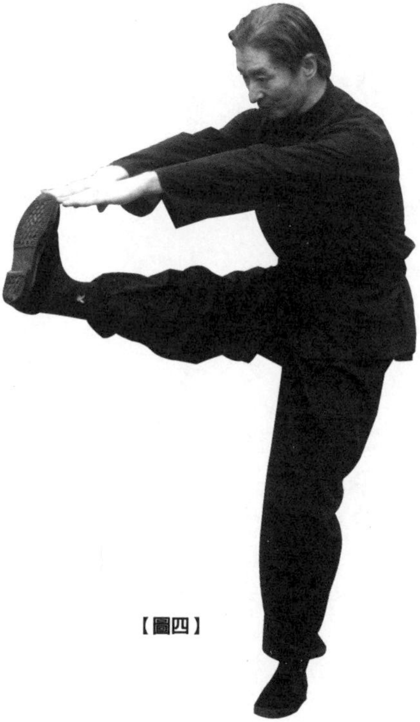

【圖四】

修身養性，氣血下降

宋朝蘇東坡，有一天自覺修持有得，撰詩一首，派書僮過江送給好友佛印禪師，告訴他「八風吹不動」之境界。佛印看後，用筆批了「放屁」兩個字，送回給蘇東坡，東坡一看，不禁無名火起，立刻啓程渡江找禪師理論。佛印見他哈哈大笑說：「哦！你不是說『八風吹不動』嗎？怎麼『一屁就打過江』了呢？」修養要到達「如如不動」之境界，還真不容易。

修養與心臟血管的健康息息相關。一般人只要一不順心，立刻血壓上升、心跳加速，萬一原來已有血管硬化之疾，演變成腦中風，可真要抱憾終生。

根據統計，全國四十歲以上之成年人，約有百分之十七患有各種程度之高血壓。高血壓發生原因除先天遺傳因素外，後天之營養代謝也有重大關係。還有其他病症，如腎臟疾病、腦瘤、妊娠中毒、多發性大動脈炎等，亦會引起高血壓併發症。

高血壓在早期有頭痛、頭昏、失眠、記憶力減退、煩悶、乏力等症狀，後期則會影響心、腦、腎等器官，如左心室肥大、心律不整，腎功能衰退等。高血壓又被稱為「隱形殺手」，因其隨時可能併發腦血管病變，而致人於死或半身不遂。

高血壓患者應特別注意修身養性，情緒盡量保持平和。需多吃海苔、紫菜、海帶及各種果蔬，如番茄、芹菜、蘿蔔、柿子、西瓜等，少食油膩及含膽固醇多的食物。可常做甩手功、太極拳、八段錦及站樁等功法。練氣功時，注意「鬆、靜、調」三個字，意守丹田或湧泉，可幫助氣血下降。

「前後運氣」功法介紹：

1.自然站定，與肩同寬。

2.吸氣，左手上走扶肩後，右手貼於左肋，直腰，氣機貫滿，如圖一。

而後吐氣，雙手落下伸直，如圖二。

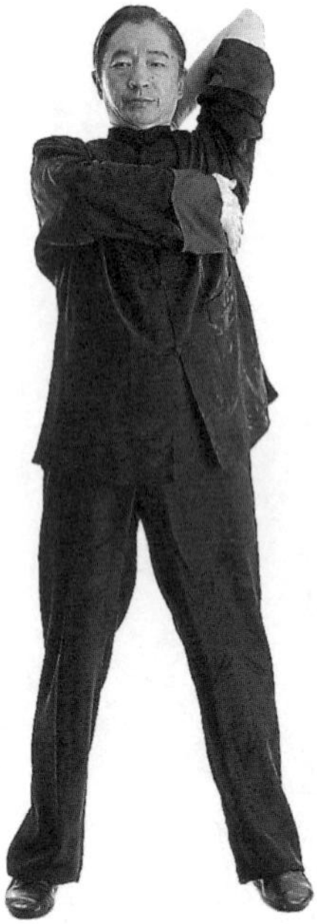

【圖一】

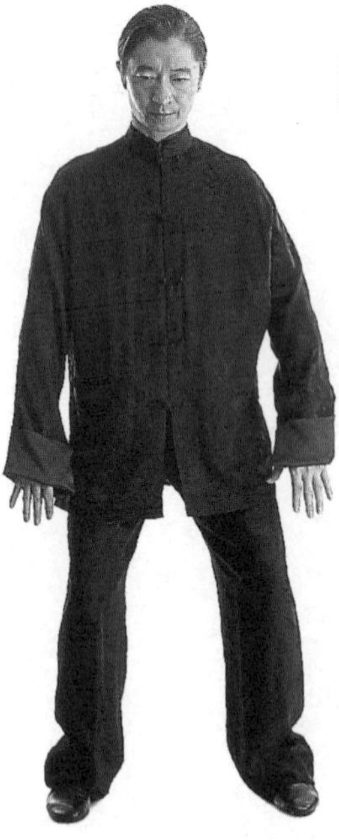

【二】

3.再吸氣，兩手轉換，右手扶於肩後，左手貼於右肋，直腰，氣機貫滿，如圖三。而後吐氣，雙手落下伸直。

4.左右交替練習，每回各練7次，一日可練三回。

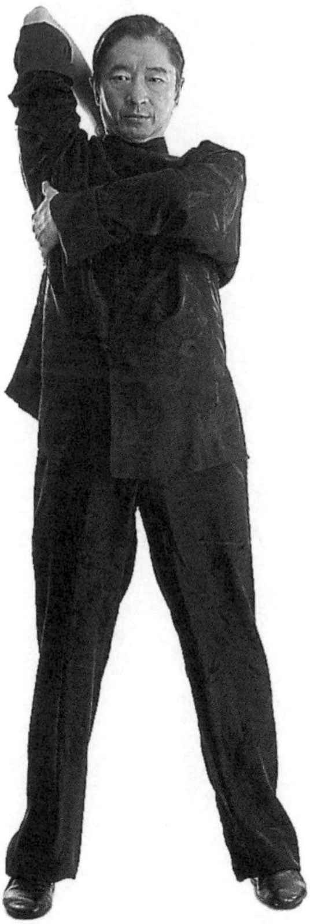

【圖三】

吸宇宙之氣，快樂似神仙

抽煙會造成空氣及身體甚至精神的汙染，害己害人已是毋庸置疑，但是有許多癮君子硬要把香煙與氣派、品味、放鬆、性靈，甚至禪等扯在一塊，恐怕難避強詞奪理之嫌。

煙會使我們的肺部日漸枯槁萎縮，燃燒香煙好像在燃燒自己的身體，並且汙染空氣，傷害四周圍的人。在未戒煙之前，大談修為的成就，根本就是空談。煙與修行絕對是背道而馳的。

修行中除了理念外，最重要是當下覺悟及力行的功夫，想要戒煙的人如果老說：「等我抽完這根就好了。」可以斷言很難戒成。當下把煙丟了，這種果決用在任何事物，必然成功。但是覺悟是靠漸修而來，有心體恤社會大眾的人，漸漸應能悟到香煙之毒害，而戒除與覺悟後的堅持，也不一定是始終如一的，需要靠著崇高理念，堅強毅力及正確方法來成就。

有人讓癮君子藉著醫學儀器親眼看到自己的肺被尼古丁汙染的真相，這種戒煙方式據説十分有效。我們在睡眠時可以冥想：「煙對身體不好，且會造成公害，我不想再抽了。」

每次抽煙前先做兩次深呼吸，把宇宙想像成是根大香煙，抽它兩下，快樂似神仙，然後多喝溫開水，日久身體自然排斥煙氣，不需戒而自然戒掉。在此配合一個功法，能夠事半功倍。

「高起運氣法」功法介紹：

1.兩腳與肩同寬，吸氣時雙手自然向上高舉，頭略抬，如圖一。
2.吐氣，兩手緩緩下降，往後走至極限，身形順勢前傾，如圖二、三。
3.再吸氣，雙手前走，依法每回練習7次，而後吐氣，回復放鬆。
4.每日可練三回。

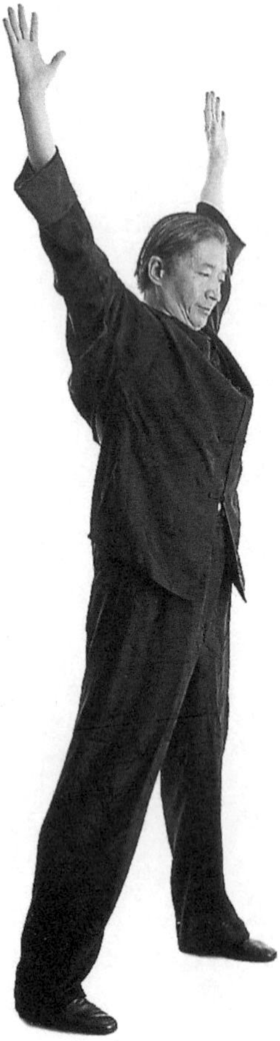

【圖一】

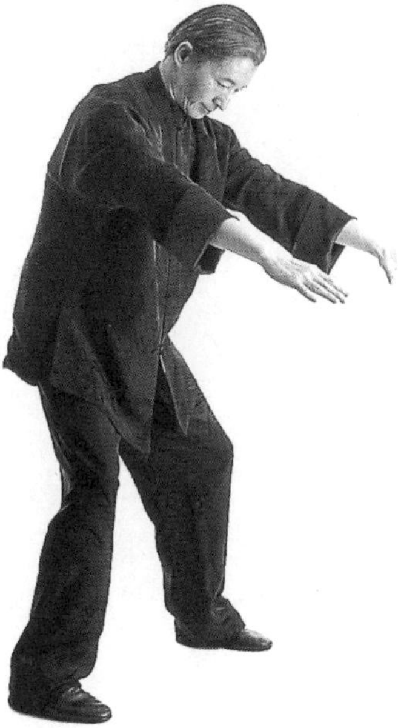

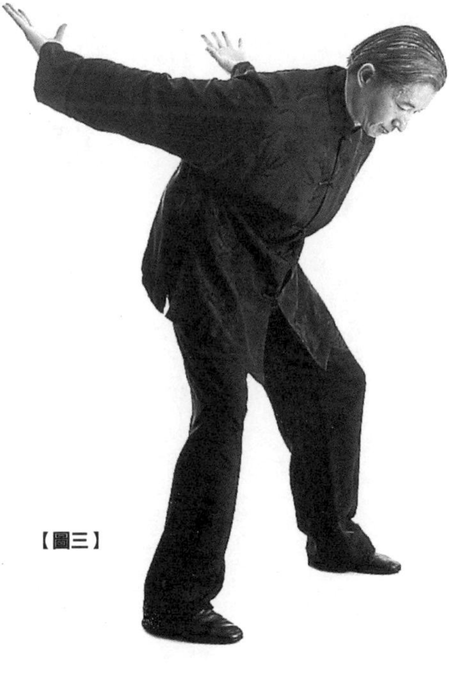

【圖三】

開車練氣，無爲而無不爲

台北市車多路窄，交通面臨空前擁擠，開車的朋友們，長時間的處於忙亂緊張，保持心平氣和實非易事，而且容易染上腰痠背痛及風濕關節炎之疾病。

其實，越是身處惡劣的環境，越是提升自己的好機會。我發現，在台北需要用「無為而無不為」的態度開車。所謂「無為」，就是指完全放鬆的心境及態度，而不執著於以自我為中心的意識形態。在馬路上，該行則行，該停則停；有人超車，讓一步；遇到塞車，不急於一時；不小心碰上了，誰是誰非，理智處理，大事化小，小事化無。想想自己在都市叢林中，有一方完全屬於自己的活動小天地，而不受日晒雨淋風吹之苦，是多麼幸運愜意。

尤其開計程車與公車的朋友們，更應懂得自處之道，尊重自己的職業及他人之生命，否則每天與馬路、乘客為敵，怨氣沖天，傷害自己及別人，得不償失。

在開車時，雙手輕鬆地放在駕駛盤，不要使勁，肩膀不要聳起，背可輕靠在椅背上，腰桿挺直，運用腹式呼吸慢慢調息。等紅燈之時，做一兩個氣功動作，那麼開車不再是苦差事，車子便是練氣修行最好的道場；久而久之，開車朋友們成為修養最好的一群，豈非大眾樂見之事！

「和合首府」功法介紹：

1.雙手交叉於腦後，挺胸吸氣，如圖一。
2.全身放鬆、呼氣、頭略微低下，如圖二。

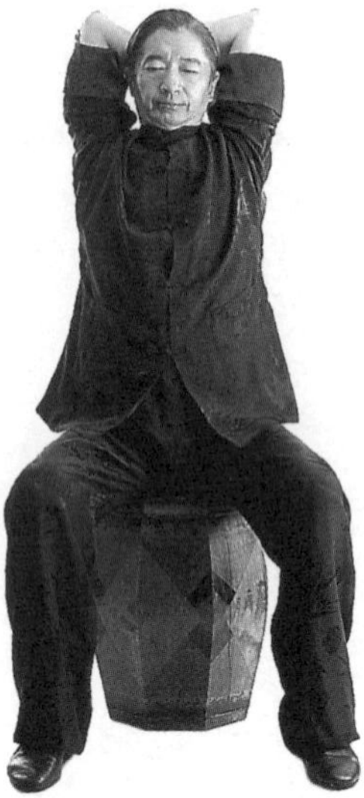

【圖一】

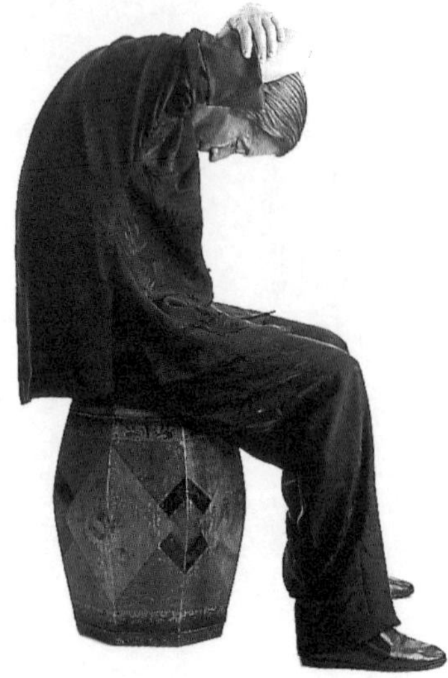

【圖二】

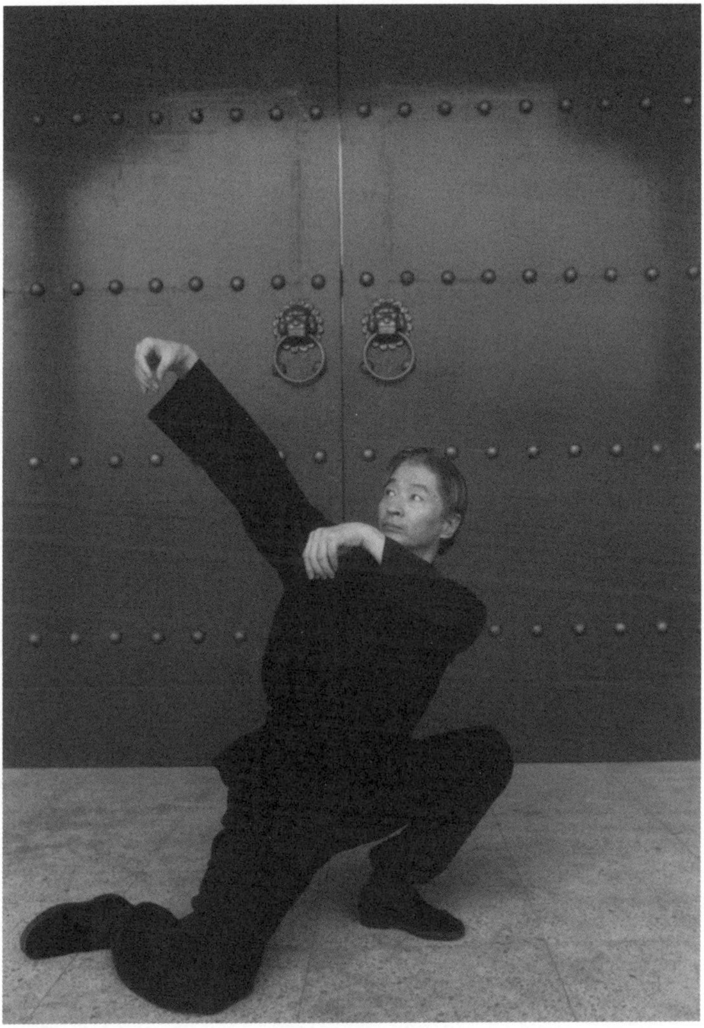

開車練氣，無爲而無不爲

鳴天鼓、天行運轉，治神經衰弱

有些人常抱怨自己一下子頭痛，一會兒肚子痛、腰痛、背痛，到處疼痛，但身體檢查又找不出什麼毛病，這種人很可能是患了「神經衰弱症」。

神經衰弱症是現代社會當中一個相當普遍的現象，主要症狀是身體及精神上的疲乏及衰頹，包括了注意力不集中、記憶差、全身倦怠、疼痛、怕冷畏光、無心工作、渴望休息、情緒不穩定、愛發脾氣等。

神經衰弱的發生原因有心理因素，譬如工作或學業之壓力、家庭不睦、情感受挫等，也有生理因素，如荷爾蒙之變化、營養不良，或心、肝、胃等病變。

神經衰弱者到處亂投醫、仰賴鎮定劑，或終日自怨自艾都不是辦法，唯有找出癥結，更愛惜自己，珍惜生命，才能擺脫病魔之糾纏；懂得自愛，別人才會愛你，而你也才更懂得如何去愛護別人。

我們應好好安排自己的生活，如到國外旅遊，或爬山等，增廣生活及心靈的空間；或做些有趣、且可轉移注意力、集中精神的事，如下棋、看書等；或做些有創造性的事，如畫畫、攝影等。另外，我們可與家人互相按摩肩、頭、背，或自己按摩腳心，或把腳泡在熱水中，皆可幫助全身放鬆。而練氣是身心兼顧的最佳自療方法，我們可以每天做幾次放鬆功或打一趟太極拳，或其他功法。本人介紹天行運轉功法，可供參考。

「天行運轉」功法介紹：

1.肩膀頭由後上往前下畫圓，後上時吸氣，仰頭，如圖一。

2.前下時，垂頭呼氣，如圖二、三。

3.每回練習10分鐘，動作需慢，可幫助放鬆，及增進頭部氣血循環。

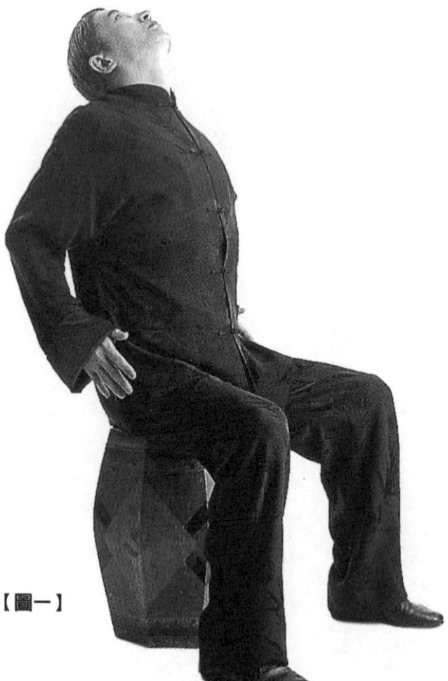

【圖一】

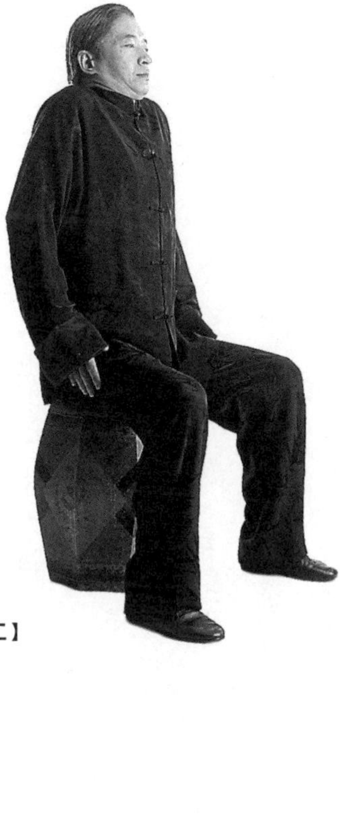

【圖二】

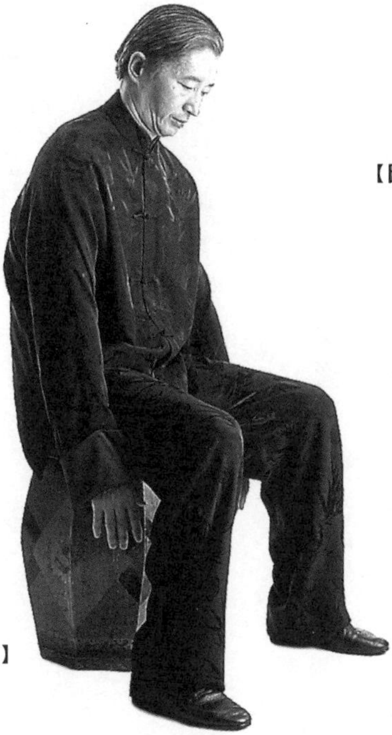

【圖三】

不知冷熱，不知死活

大自然之力量是磅礡而無情的，有時一夜之間，一個冷氣團下來，溫度驟然下降，而有些體弱的人，便硬是熬不過節氣之變化，甚至魂歸離恨天了。

以前有許多修行人可以修到不受環境天候影響，西藏大師密勒日巴四季皆裸體在雪山巖洞中修鍊，而中國道家張三豐祖師甚至著單衣在雪地中呼呼大睡，他們的「氣」、「質」皆已改變。

我夏天著一件襯衫及夾克，冬天亦然，許多人笑我不知冷熱。我修行訂定之次第乃為「不知飽餓，不知冷熱，不知天高地厚」以至於「不知死活」，即無生無死，生死已了之境界。

要不畏寒冷有幾個方法，平時應認真練功夫，我們可用冥想法禦寒。佇立於寒風中，不抗拒它，反而接受它、包容它，先用武火調息，剛開始或許會打哆嗦，漸漸地，感到涼風穿透身體，改用文火慢慢調息，最後，全身的毛孔皆在呼吸，身體好像消失了，已與宇宙化玄合同，則不覺冷。還有一冥想法，方便坐，放鬆調息，想像丹田發熱，有如一盆暖爐，然後想像全身四肢百骸皆發熱，則漸覺通體舒暢。冥想法非久經氣功鍛鍊之人難以做到，一般人勿輕試，以免感冒受風。

另有普及禦寒法，供各位參考。每晚入睡前，靜坐調息片刻，然後摩擦手心發熱後，再擦臉、脖、肩、胸、腹、腰、膝、腳心，摩到發熱為止，此外腳泡熱水，多喝溫開水皆有助益。配和「上下兼顧」功法，功效更彰。

「上下兼顧」功法介紹：

1. 睡眠以前，方便坐，兩腿伸直，如圖一。
2. 兩手交叉上托吸氣，如圖二。
3. 兩手碰足呼氣，腳尖同時內勾，如圖三。
4. 而後再吸氣上托，呼氣下碰，交替練習10分鐘。速度適中，不疾不徐。

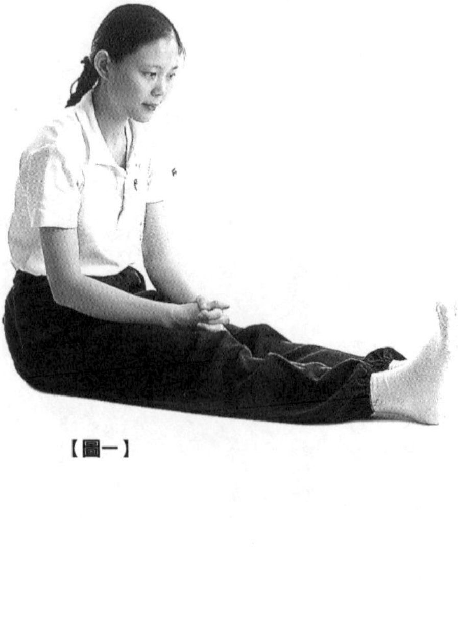
【圖一】

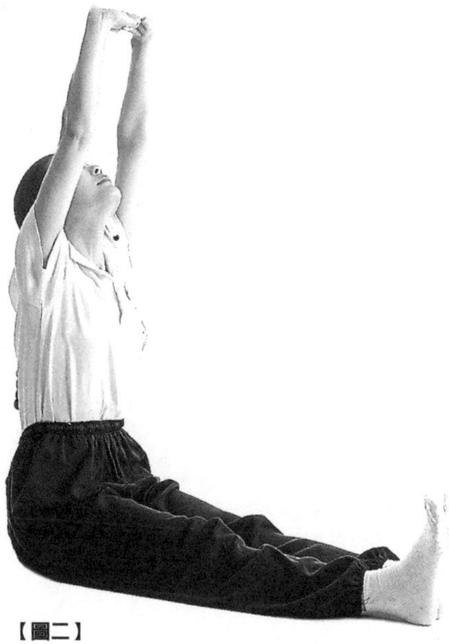

【圖二】

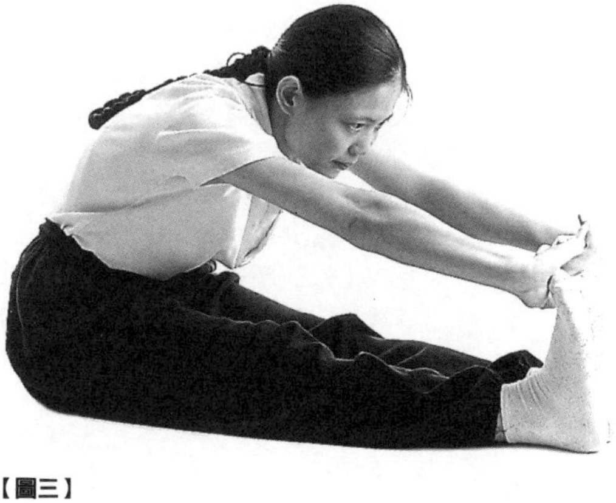

【圖三】

梅門課程簡介

初級養生氣功班

教授中國傳承數千年的養生術。以協調的動作，帶動身體氣機運行，柔活全身筋骨。不需太多技巧，不需任何運動器材，動作簡單，容易上手，達到強身、健身、防身、修身的多重效果。

兒童武學班、幼兒班

教授中國自古以來對兒童的基礎養生及武術訓練，適齡適性，允文允武。教導兒童除了鍛鍊體魄，更要學習正確的爲人、處事、傳統、文化的觀念，落實身心平衡、文武兼備的全人格養成教育。

梅門一氣流行養生學苑
地址/106台北市大安區麗水街42號
電話/(02)2321-6677
傳真/(02)2321-6909
網址：www.meimen.org
E-mail：friends@meimen.org

《平甩的奇蹟》廣結良緣
隨身祕笈・愛心普傳

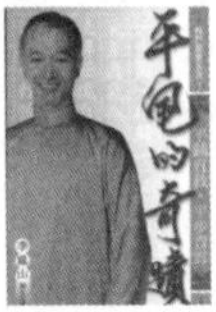

一本創造生命奇蹟的小手冊！
自發行以來，已超過十萬人索閱。
世界各國都有人在鍛鍊平甩功，
而且有許多令人難以置信的效果。

一位腦神經外科醫師的大腸直腸癌在三個月內練到腫瘤消失！

一位罹患糖尿病幾乎失明的女士甩手半年之後竟然視網膜再生！

一位小兒痲痹患者不但拿掉腿裡的鋼釘還攀上玉山！

一位被醫生宣判死刑的七十歲老先生用毅力甩掉了末期攝護腺癌！

其他還有罹患中風、高血壓、心臟病、肝硬化、潰瘍、更年期、失眠、憂鬱症等大小身心疾病等患者，因爲練平甩功而重獲健康。

歡迎您一起來見證平甩的奇蹟！
希望您一起來助印這本愛心小手冊，
讓我們一起來幫助更多人獲得健康！

歡迎函索【平甩的奇蹟】
【平甩的奇蹟】健康小手冊發行已逾十萬本，淺顯易懂的說明與示範，嘉惠無數讀者！歡迎民眾來函索閱：隨函請附上50元小額郵票，並於信封上註明您的大名和地址，我們隨即為您寄上一本【平甩的奇蹟】中文版。
另有【平甩的奇蹟】英文版、日文版、西班牙文版、韓文版、德文版、法文版、簡體版，每本工本費100元，歡迎索閱（郵資另計）。

平甩救世團——每日健康一甩，每月幸福100

有道是「眾人平甩，集氣斷疾」！當愈多人齊為凝聚善與愛的氣場而鍛鍊平甩時，威力自不容小覷——畢竟人類彼此之間的祝福是何等珍貴。透過平甩，正是傳遞好的能量予他人於無形，一則以穩定自身，二則以改善社會風氣，進而為台灣及全世界穩定磁場。

李鳳山師父秉持一貫「動靜兼修、內外兼顧」之教學方法，傳授中國正統養生導引術，幫助大家體會性靈歸一、身心皆安之妙趣，平靜開放地迎接變化多端的一年。多年來「全民健康甩，甩出幸福來」系列活動永續結合社會關懷團體及各界愛心，深入社區、學校、醫院、與弱勢族群，積極傳達「治已病不如治未病」的養生觀念，讓精湛的功法與心法引導現代人走出各種身心困擾的迷障！

您也是平甩的愛好者嗎？歡迎一起加入「平甩救世團」！希望大家「每日健康一甩」的同時，齊加入「每月幸福一百」，每月愛心一百元，贊助平甩公益普傳活動的捐款專户中。

您可向梅門各館櫃檯索取信用卡扣款授權書，就可以選擇每個月、每季、每半年或者單筆一次固定於您的帳户裡扣款。感謝您的大力支持，護持善法，共創平衡健康無病的社會，讓世界更美好！

《平甩救世團捐款專戶》
戶名：社團法人中華民國梅門——氣流行養生學會
帳號：108-0010-1574-9
台灣銀行和平分行

歡迎訂閱梅門電子報
梅門電子報報導梅門最新活動訊息，歡迎大家訂閱。平甩迴響、訂閱或取消本電子報，請寄梅門之友信箱：friends@meimen.org。

國家圖書館出版品預行編目資料

李鳳山養生之道／李鳳山 著
-- 初版. -- 台北市 ：商周出版：家庭傳媒城邦分公司發行；
2001. 面： 公分.
ISBN 957-667-802-1（平裝）
1. 氣功 2. 健康法 3. 修身
411.12 89018624

李鳳山養生之道

作　　者／李鳳山
出版企畫／梅門德藝文創股份有限公司
編　　輯／彭之琬
版　　權／翁靜如
行銷業務／朱書霈、蘇魯屏
總 編 輯／楊如玉
總 經 理／彭之琬
法律顧問／台英國際商務法律事務所　羅明通律師
出　　版／商周出版
城邦文化事業股份有限公司
台北市中山區民生東路二段141號9樓
電話：(02) 2500-7008 傳眞：(02) 2500-7759
E-mail：bwp.service@cite.com.tw
Blog：http://bwp25007008.pixnet.net/blog
發　　行／英屬蓋曼群島商家庭傳媒股份有限公司城邦分公司
台北市中山區民生東路二段141號2樓
書虫客服服務專線：02-25007718・02-25007719
24小時傳眞服務：02-25001990・02-25001991
服務時間：週一至週五09:30-12:00・13:30-17:00
郵撥帳號：19863813　戶名：書虫股份有限公司
讀者服務信箱E-mail：service@readingclub.com.tw
歡迎光臨城邦讀書花園 網址：www.cite.com.tw
香港發行所／城邦（香港）出版集團有限公司
香港灣仔軒尼詩道235號3樓 Email：hkcite@biznetvigator.com
電話：(852) 25086231　傳眞：(852) 25789337
馬新發行所／城邦(馬新)出版集團 Cite (M) Sdn. Bhd. (458372 U)
11, Jalan 30D/146, Desa Tasik, Sungai Besi,57000
Kuala Lumpur, Malaysia.
電話：(603)9056 3833　傳眞：(603) 9056 2833
封面設計／李東記
電腦排版／李士好
印　　刷／韋懋印刷事業有限公司
總 經 銷／聯合發行股份有限公司 電話：(02) 29178022 傳眞：(02) 29156275
■2001年1月16日初版
2011年7月14日二版
Printed in Taiwan
定價 350 元